告訴我你吃什麼
我就知道你是誰

吃速食長大的一代不知道的食物真相

Alice Waters
愛莉絲·華特斯

曲巧琳 譯

僅以此書獻給我親愛的良師益友

卡羅．佩屈尼

同時也是國際慢食運動的發起人

目次

010 **作者序** 從慢食運動開始

速食文化

024 便利性

我們一旦將便利內化為自己的價值觀，便落入了被動與無知的窠臼，其影響將擴及到生活中的各個層面，如今我們常常都懶得自己動腦，連思考的能力都拱手讓人。

096 多多益善

分量加大不過是速食業者的另一種心理詭計，你看似得到了很多食物，但其實都是空有體積卻無太多營養價值的炸馬鈴薯、澱粉與添加物，而這些垃圾食物的成本極低，他們賣得越多，自然就賺得越多。

112 快速

速食文化有意無意地抹煞飲食的重要性，不斷告訴大眾，我們不該把精力和時間浪費在做菜和進食，因為世上多得是更重要的事等著我們去做。於是，隨著我們的生活節奏加快，我們首先犧牲的，就是做飯和吃飯兩大民生活動。

慢食文化

130 美感

要將美麗融入日常生活中，最簡單的方式就是從三餐著手，食物擁有打開心靈的無窮潛力，我們不但能夠品嘗到喜樂的滋味，還可以從與人共食的交流互動之中，獲得撫慰身心的力量。

144 生物多樣性

作物的多樣性是確保我們遠離糧食危機的關鍵。氣候變遷對植物造成的影響不容小覷，因此如何適應變化多端的氣候便是農業發展的頭等大事。

162 當季尚青

當你一年到頭都只吃著那些從地球另一端空運而來、或由工業溫室所培育的次等蔬果時，你等於永遠沒有機會真正嘗到當季蔬果該有的熟度與美味，也永遠不會知道正值產季的蔬果該有的樣子。

180 用心守護

永續發展是守護工作的重要任務之一。最通俗淺顯的道理就是：有拿有還，永續不難；當你取之環境，就必須另外填補你造成的空缺，避免自然資源枯竭並維持生態平衡。

198 樂在工作

很多人在聽到工作兩個字的一瞬間，心裡便無法抑制地湧出濃濃的厭惡感，這已經成為我們長期浸染在速食價值觀之下的制約反應，快速、方便與一致性成為了處事法則，把工作變得繁瑣沉重。

216 一切從簡

在速食文化的詮釋下，簡單往往遭人誤解為輕鬆、快速和方便。方便、輕鬆又快速的事情的確讓人覺得很簡單，例如煮顆雞蛋或加熱一張玉米薄餅——但我向你保證，單純的事物做起來卻不一定很容易。

230 共好

飲食更是成為了一種政治行為，因為我們平日做出的每一個決定，都有影響整個世界的能力。每一頓飯都代表著我們與地球上生命的重要聯繫，食

物是大自然的恩賜，讓我們見識到無數的可能性與大自然令人讚嘆的力量。即使一粒米、一顆麥都有著不容忽視的力量——食物就是我們可以做出澈底改變的根源。

作者序

從慢食運動開始

當「帕妮絲之家」在一九七一年開幕時，我還沒有完全意識到食物所蘊含的無窮力量，只是隱約察覺到，時下對於主流文化的反抗似乎也包含了對於糧食政策與飲食文化的不滿。當年的「返土歸田」運動強調不使用化學肥料和農藥、自給自足的有機耕作，這種反璞歸真的精神讓我肅然起敬，也讓我不禁想到作家瑞秋・卡森的《寂靜的春天》，以及之後法蘭西斯・拉佩的著作《一座小行星的飲食》。

在我就讀於加州大學柏克萊分校期間，言論自由運動、反戰和民權運動正在街頭遍地開花，後來又適逢凱薩．查維斯發起「憤怒的葡萄」罷工活動，使我有幸見證了這場壯舉成功讓社會大眾開始正視農民權益，要知道，我們享用的食材全都有賴於農民辛勤的付出。這些活動深深地影響了我，這不是理所當然的嗎？這些可是我們那個年代的大事件啊！不過，我經營帕妮絲之家的初衷倒是與以上種種無關，僅僅是因為我覺得用新鮮烹調的美食餵飽大家、讓生活多點盼望，是我唯一力所能及之事。

然而事情在幾年後開始發生變化，當時餐廳為了研發新口味而尋尋覓覓，最終找上了在地的有機小農、牧場與供應商。他們種植最優良的地方品種，並且等到作物完全成熟時才會採摘，只有這些講求永續發展的在地小農才能生產出味道絕讚的一流食材。為了讓更多人認識他們，我們開始在菜單放上這些小農和供應商的名字，讓他們不再只是隱身於餐廳背後默默耕耘的存在。不知不覺，顧客們會開始期待在過年時可以嘗到吉姆．邱吉爾家的奧海紀州橘，或是惦記著產季在八月底、由大衛．增本的農場限期供應的加州大蜜桃。

大家開始對這些小農產生印象，並且會向我們「指定」他們的食材。我們的顧客開始透過味蕾，去細細品嘗大自然中的農產品因為地理環境與季節變動而產生的風味差異。在我們的餐廳，品的不只是一道道佳餚，同時還有食材背後的風土環境與多樣性。甚至，經由小農的口耳相傳，大家都知道我們願意直接購買他們美麗的心血結晶，不透過中盤商也不討價還價，因為我們相信好的產品就該物有所值。這種做法不但讓小農覺得自己的收入更有保障，也最終替帕妮絲之家創造了雙贏的另類經濟。

漸漸地，這股重視飲食的風潮如漣漪般擴散至全國上下，越來越多餐廳開始發掘並採用當地的有機食材。農夫市集如雨後春筍般冒出，全國各地的民眾都可以在自家社區與小農們直接面對面，好好認識這些為我們供應食材的對象。在我看來，直接到市集裡向小農購買產品，就是對「農場到餐桌」運動最好的支持與鼓勵，我也相信，認同這種「產地直銷」理念的，遠不止我一個人。

之後，我在一九八八年結識了卡羅．佩屈尼，也就是「國際慢食協會」的創辦人。這是義大利一所新成立、結合了政治與教育功能的草根機構。卡羅對事物具有卓越的見解，一直以來對於飲食文化懷抱著偉大願景，並致力於喚起全球對於傳統飲食與生活方式的重視。他字字珠璣，總能巧妙地闡明生物多樣性與永續發展等複雜議題是如何與我們用餐時的菜色與滿足感息息相關。卡羅訴說的遠大抱負對我而言猶如醍醐灌頂，我更加確信帕妮絲之家的經營理念與之不謀而合。例如，國際慢食協會舉辦的「美味方舟」活動，其宗旨就是蒐羅並守護各方文化中瀕臨滅絕的糧食品種與後繼無人的飲食傳統。

我全心全意地投入了卡羅發起的慢食運動，而這也讓我得以遇見來自全球各地的慢食主義者，像是衣索比亞的小農、迦納的乳酪職人、尼泊爾的保種復育專家，以及日本的稻農等等。在現今速食工業席捲全球的浪潮下，每個人都在想方設法，為了飲食文化的傳承與延續而努力。透過與大家交流，使我更加看清了我們如今所面臨的全球問題，我沒想到在這條路上，美國並不孤單，這些來自全球的人士都有志一同地想要改善這個問題。意識到這點後，我是既激動又震驚，因為這代表了我即將成為這場全球慢食運動的一分子，這時我腦中立刻響起七〇年代的那句口號：「放眼全球，立足本土。」

回想當初在柏克萊，即使我已經驅車駛離市中心五英里之遠，依舊可以看到速食餐廳和工業建築在田野間林立，如同癌症般蔓延。**我忍不住在想，就算帕妮絲之家和部分人士願意挺身而出、做出改變，但如果無法產生更深遠的影響、無法讓更多人打從心底接納這種文化思維，那又有什麼意義呢**？僅憑我們一家餐廳的力量，可以說是孤掌難鳴。我思索著，有沒有什麼方式，可以將我們的學習經驗與實踐心得分享給大眾呢？要如何才能讓這份理念深植人心呢？

時間來到九〇年代中期，我看著女兒一天天長大，親眼目睹她和朋友們學著如何填飽肚子，更發現她們之中有人從未把好好吃飯這件事放在心上，我腦中靈光一閃，意識到改變就該從學校的教育做起。速食文化無所不在，如果我們能搶先一步，在學子們完全淪陷其中之前展開行動，也許就能產生更深遠的影響。

為了實施這項計畫，我說服柏克萊地區馬丁．路德．金中學的校長共襄盛舉，催生出校園內的「學校菜園計畫」。這所公立中學的六、七、八年級生加起來共有千人，分別來自說著二十二種母語的多元文化家庭。在開設帕妮絲之家前，我曾經是一名受過蒙特梭利教育法訓練的老師，這套理念在於引導孩子從生活中學習，因此我相信讓學生在課堂中實際動手下廚和耕作，可以開創出全新的思維模式。我有預感，改變正在悄然萌芽，但我萬萬沒想到，這項實驗性的「農藝課」、「廚藝課」與「翻轉食堂」計畫，會對當時的公立學校系統帶來翻天覆地的變革。

我看著我們的國家從推行「勝利花園」＊（在自家私人土地開墾耕作）的二戰時期走向充斥著冷凍食品的五〇年代；從改革運動風起雲湧的六〇年代邁向速食當道的八〇、九〇年代，乃至今日，再結合我成立餐廳、開辦學校菜園計畫的

＊ 勝利花園是戰爭期間在私人住宅院落和公園開闢的蔬菜種植地，一戰和二戰期間美國、英國、加拿大和德國都推行過該運動以減輕戰時的食品供給壓力。二戰期間各地的「勝利花園」提供了美國國內三分之一的蔬菜供給。

經驗，無不一一昭示著食物蘊含足以改變人民生活的力量，只是，那片未來也許欣欣向榮，也許向下沉淪。好的飲食方式不但可以凝聚社群的向心力、使制度更加人性化，甚至可以療癒和修復這塊受傷的大地；但是，若有不慎，我們選擇的飲食方式卻能輕易毀掉我們的健康和星球。拜食品工業化所賜，時至今日，我們依舊面臨著日益惡劣的生活條件和環境，而這不單單只是一國之困境，而是全球共通的問題。

這本書將我一路走來的所觀所想娓娓道來，希望藉由這項「慢食宣言」，讓大家了解飲食對個人乃至對全球的影響，而我們又該如何扭轉局面。這並非一本教科書，不會處處引經據典，寫得又臭又長，書中內容全都來自於我的親身經歷，一言以蔽之：「想怎麼活就得怎麼吃。」這是我的畢生信念，與大家共勉之。

速食文化

兩百多年以前，一位法國哲學家薩瓦蘭曾經說：「國家的命運繫於國民的自育之道。」這句話一直讓我深有感觸。原本我以為，將食物透過烹調餵飽人民就算是實現這句話的真諦，但經年累月下來，我開始在想，也許薩瓦蘭另有所指，他所傳達的是更加博大精深的理念。他話中所涵蓋的，也許是飲食與環境間最基本的因果聯繫，也許他已經看透了表層之下的真相，意識到我們的飲食方式不只影響個人生活，而是會連帶影響整體社會、環境，以及整個地球。我想，如果薩瓦蘭還活著，他可能會將這句格言改口為：「全球的命運繫於全人類的自育之道。」

我認為在薩瓦蘭的眼裡，我們今日面臨的許多重大難題，追根究柢都與飲食息息相關。我所指的，除了那些顯而易見的貧窮、飢荒、疫情與農業發展衰退問題之外，還有像是成癮、憂鬱、水資源、勞工剝削、外籍移民、政治誠信，以及氣候變遷帶來的種種威脅等，可以說是包羅萬象，對我們生活的各個層面都造成了影響。當你細細梳理這些問題，就會發現一切的癥結所在，或多或少都與飲食以及背後的糧食體系有關。

我知道這聽起來也許有些以偏概全，但上述問題的成因往往源自於背後根深柢固的體制偏差，除非我們從大處著眼、小處著手，全面迎戰這無孔不入的現象，否則到頭來，我們所有為了挽救地球而付出的努力也只是徒然，再如何立意良善也沒用。老實說，我們目前的付出的確有功虧一簣的跡象，如果我們再不正視現況、從根本著手，最終也不過是治標不治本罷了。

那問題的源頭到底是什麼呢？

作家艾瑞克．西洛瑟曾指出，美國就是一個由速食堆砌而成的國度，做出如此大膽發言的他，不但是我心目中的偶像，更是當代最勇於揭露真相的英雄之一。很遺憾地，速食的確是美國國民最常用來填飽肚子的食物，根據統計，美國每天有多達八千五百萬人選擇在速食餐廳用餐，而這裡所指的速食並不侷限於麥當勞、必勝客或Subway之流。我對於速食的定義是「食材在生長過程中使用農藥，再透過工業化大量生產，並且（在多數情況下）採用人工添加劑與防腐劑的（超級）加工食品」。通常這類食品無所不在，雜貨店、便利商店都有其蹤跡，也可以是你透過外送服務、動動手指就輕鬆送上門的餐點。但是我們都忽略了一件事，那就是速食所代表的不僅僅只是食物，而是更廣泛的層面。從速食衍生而來的是一種文化，這也是我近十年來才有的領悟。

文化會影響我們看待世界的方式，形塑我們的所作所為、自我認同、表達方式、與他人的應對往來，以及我們的信念。我們的穿衣打扮、日常買賣，以及商業活動也都跟文化有著千絲萬縷的關係。另外像是室內裝潢、建築風格、公園、學校、娛樂活動、報章雜誌、政治等等，無處不見文化的手筆。文化是我們身後無形的道德架構，下意識地引導著我們、勾勒出我們的一言一行。速食文化已經成為美國的主流文化，同時也支配著全球的文化走向。

事情是如何演變至此呢？速食文化，就如同其他文化一樣，有自成一格的一套價值觀，就姑且稱之為「速食價值觀」吧！價值觀操縱著我們的言行舉止，最終造就了文化的誕生。當你大啖著速食或經常與速食為伍，這不但會導致生理上的營養不良，連心理都會在不知不覺中「攝取」了速食文化的價值觀，就像速食餵養你的身體，這些價值觀也會餵養你的心靈，變得密不可分。

一旦你接納了這些價值觀，就已然播下了變化的種子，你對事物的看法會開始改變、口味會開始改變，甚至連道德標準和期望也隨之轉變。結果，你的欲望和食欲都受到速食文化的操控卻不自知，這就是潛移默化的效果，你的世界開始充斥著你所吸收的價值觀，於是你理所當然地認為世界就該如此運轉：任何東西隨時隨地都唾手可得、凡事永遠多多益善、不論季節和產地，食物的外觀和味道都應保持一致、時間就是金錢，效率勝過一切。你是不是覺得，我們怎麼吃根本無關痛癢？自己的所作所為對世界根本無關緊要？如此的價值觀就是我們所有問題的癥結所在啊！我認為，速食文化正是助長這種風氣的溫床。如果想要擺脫當前困境並找出因應之道，就必須好好檢視這套速食價值觀所造成的後果。

速食文化
fast food culture

便利性

速食文化事事都講求便利性，代表你做任何一件事都該不費吹灰之力。只要拿起智慧型手機，花個幾秒點幾下，Uber Eats司機就會幫你把熱呼呼的墨西哥捲餅送上門。車子一下交流道就可以開入得來速，馬上就可以享用一份現炸的雞塊，一切都顯得有效率又充滿餘裕，非常「方便」。沒錯，就是速食業三大特質：「快速、便宜、方便」其中之一的體現。確實，便利的生活可以讓我們少費點力，但沉溺於便利帶來的好處卻可能問題重重。當你面對一件麻煩事，是不是就懶得做了？何苦自找麻煩，對吧？過於便利的生活會逐漸腐蝕我們的心志，讓人失去做事的動力，我們也會開始懷疑自己的能力，直到最後發現自己好像真的什麼事都做不好。

我不否認便利的發明大幅改善了許多人的生活，像是拖拉機、洗衣機、洗碗機、冷凍食品、智慧型手機，以及Siri和Alexa這類人工智慧助理，都在某種程度上將我們從日常瑣事中解放出來，讓生活變得更加順暢、更省事，達到事半功倍之效。我記得，當我還是個小女孩時，總是興致勃勃地翻閱寄至家中的郵購目錄，一頁又一頁，裡面的商品琳瑯滿目，有兒童玩具、園藝工具、吸塵器、服飾、助聽器以及電視等等，什麼都有、什麼都賣，厚的像是一本百科全書。那是西爾斯百貨在一八八七年開始發行的郵購目錄，在當時可以說是一項劃時代的創新服務，到了一九五〇年代，家家戶戶都可以輕鬆透過他們的郵購服務購買產品，坐享送貨到府的方便。農場主人可以透過郵購訂購飼料，甚至連組合屋都買得到。

這種服務廣受好評，出發點也是為了便民，畢竟標榜著讓生活更輕鬆、更省事的服務，怎麼想都是個好主意。但誰會想到，固然良好的立意，最後卻完全變了調呢？曾幾何時，我們不再好好煮一頓飯，因為我們覺得從頭開始準備太費工、太浪費時間了；曾幾何時，我們連踏出門去購物都敬謝不敏。在一切以方便為主的習性下，我們事事追求捷徑、事事想交由機器代勞、事事都只想「外包」出去。我們不再事事動手自己做，例如「自己的食物自己種」，我們會覺得太難了、學不會，因為那個親力親為的曾經，已逐漸被人們所淡忘。我能說什麼呢？播種耕作的本質就是件麻煩事啊！你必須要悉心照料作物、用心灌溉、專心守護，並耐心等待碩果收成之日，與此同時，還有許多你無法掌握的變數可能會讓你措手不及。販售農產品的農夫市集也跟方便兩字相去甚遠，你不見得總能找到想買的蔬果，而且市集也不會天天開張。

一九六五年時，我正在法國讀大學，當時的我深深著迷於法國人購物、烹飪和進食的態度，儘管只是他們日復一日的習慣，儘管耗去了他們大把的時間，但這種充滿儀式感的日常卻讓他們得以享用美味的餐食，日子也過得充實有意義。真是當頭棒喝啊！這種慢活、腳踏實地的生活方式，不就是我一直在追求的嗎？每天前往市集逛逛，選購完熟的時令蔬果並加以細心烹調，如此一來就能日日品嘗到美味的餐點。然而理想很豐滿、現實很骨感，美國人的採買方式與之大相逕庭，基本上每週去一趟超市就完事了。回國之後，我在購物上依舊保有法式作風，我會到鎮上另一端的日本小農市集採買，也會為了最優質的橄欖和食用油，不辭勞苦地從柏克萊開車前往舊金山，到當地的法國與義大利熟食店朝聖。

方便與否從來不會左右我的購物決定，也不是我做任何事的考量因素。我更注重人與人之間、社群之間有來有往的商業模式。我總是對前往當地的肉鋪與農夫市集躍躍欲試，Acme烘焙坊（一家以販售健康有機麵包而聞名的麵包店）裡撲鼻而來的麵包香氣也使我醉心不已。這些日常帶來的快樂與日積月累的寶貴經歷更讓我確信，時間就該花費在美好（但麻煩）的事物上。我多麼希望人們可以知道，食物的觸感、氣味與味道可以帶來多麼豐盛的感受，而與市集裡的小農聊聊天，或是無意中碰見同樣前來採購的朋友，也會讓你的日子更加多采多姿。如果少了這些交流機會，我的五感將會變得多麼貧乏，而社群之間想必也會變得更加冷漠疏離吧。

帕妮絲之家剛開張時，我們是一群懷抱著滿腔熱情，但未受過正規訓練的廚師。因此，我們不懂那些「方便」的業界做法，只是秉持著法國傳統食譜所傳授的知識，堅持著自己心中的「正道」，反正做就對了。毫無意外，這條路走得並不容易。當時我們使用的法國食譜都是來自伊麗莎白．大衛、理查．歐尼、奧古斯都．愛斯克菲爾，以及大名鼎鼎的茱莉亞．柴爾德等一群大師的心血，裡面的每道料理都由滿滿的細節堆砌而成。例如茱莉亞會花一整天製作麵包，她專注於每個步驟，可謂慢工出細活。這種用心和注重細節的態度讓我和帕妮絲之家的廚師團隊讚嘆不已，也激勵著我們精益求精。

餐廳早期的日子裡，我們製作餐點的方式就跟在家裡下廚時沒什麼兩樣，這也是我們只能提供一套菜單的主要原因。我們試著在餐廳裡真正落實一個「家常」廚房，我們不願假手機器，一部分原因也是不想噪音在耳邊轟轟作響。最初，我們真的做到了一切純手工，機器在廚房裡完全絕跡。我們後來還是購入了一臺營業用攪拌機，而我得承認，這真的替我們省下不少功夫。在此之前，我們一律都是使用一臺巨大的手動式研磨器來為濃湯備料。不久之後，有人送了我們一臺美膳雅食物處理機，雖然我們只用這臺機器製作麵包屑，但無可否認的是，用食物處理機製作麵包屑是非常方便的一件事。儘管如此，一味依賴機器還是少了許多只有親自參與才能體會的樂趣。例如當你一下又一下、親手搗碎青醬原料時，所有感官都會激發出難以言喻的體驗；又例如，每一次清洗生菜、每一次剝碗豆、每一次揉製義大利麵、每一次生火，都是一場學習。開業五十年以來，我們依舊以同樣「不方便」的方式準備所有料理。直到今天，我們依然以人工方式手洗生菜、挑揀，最後再用毛巾擦乾。我們盡力不去貪圖那種能省則省的便利。

速食產業不斷向大眾灌輸「繁重的烹飪工作是件苦差事」的思想，所以當我們覺得「沒錯！烹飪就是件枯燥的**工作**」時，就會理所當然地去購買市面上那些省力的烹調設備，同時也落入了廠商的行銷圈套。這套行銷策略無疑是非常成功的，我們在下廚時變得越來越沒有耐心，總是希望一切越簡單越輕鬆才好，到最後索性連下廚這件事都省了。過去六十年來，許多野心勃勃的企業生產了無數用來減輕下廚負擔的用具與包裝食品，這樣一來，在家下廚不但簡單許多，也不再像是「工作」一般繁瑣。

我是在紐澤西州長大的，在一九五〇年代時，家裡並沒有太多「方便省力」的電器，唯一談得上方便的，就是我們用來打香蕉奶昔的電動果汁機。不過家中絕對少不了方便的現成食品，像是Jell-O果凍、Junket奶酪、冷凍魚柳條等等。我的母親是這些現成食品的愛用者，她太忙了，總是在無盡的家事中團團轉，除了洗衣服、晾衣服、燙衣服以及清潔打掃之外，還要準備六人份的食物，因此現成食品是很方便的選擇。不過說到底，還是因為她從小就沒學過煮飯。她的原生家庭中，沒人真正在乎如何燒出營養美味的飯菜，自然也沒人會想好好坐下來吃頓飯，因此不能怪她經不起「方便」的誘惑。然而時至今日，我不得不誇獎我的母親已經「改邪歸正」，在帕妮絲之家開幕後，她逐漸改變了她的飲食與烹飪習慣，最後脫胎換骨，成為一名認真的廚師兼有機菜農。話說回來，當然也是因為她再也不需要為一家六口勞心勞力了。

這些便利的廚房用品實在是誘人得很，就拿膠囊咖啡機來說吧！只要把一小顆拋棄式塑膠膠囊置入機器中，再按個鈕並等待幾秒鐘，就能喝到一杯熱騰騰的咖啡。真是超方便的！難怪這些廠商總能說動消費者買下這些產品，他們就是算準了現代人老是覺得時間不夠用的恐慌心理：又要工作、又想陪伴孩子、還要親自下廚從頭開始料理三餐。為了從忙碌的生活中喘口氣，我們總是迫切地想要擠出更多時間，而這些烹飪設備的設計初衷就是為了將那一點餘裕還給我們。在這些設備的應援之下，我們會覺得做起事來更加得心應手，就像五〇年代的婦女覺得冷凍食品是她們下廚時的好幫手一樣，而且如今亦然。但是大量依賴機器帶來的方便，反而會使得下廚這件事漸漸失去意義，我們變得只看到做菜枯燥乏味的一面，也因為我們老是想著節省力氣，烹飪真正的精髓就在我們不斷抄近路的過程中犧牲了。

若一個人認真對待食物，其五感也會隨著反覆品味、調整的過程而昇華，這種學習體驗不但使人獲益良多，還會帶來莫大的成就感，尤其當你從零開始製作料理，到最後送上餐桌讓人大快朵頤，不僅雙方都會感到心滿意足，你自己也會因為做出一桌好菜而自豪。然而，當你將整個烹飪過程一股腦兒託付給自動化的機器時，無異於假手他人，難怪到最後根本沒人會想自己煮，因為沒人真正自己動手做啊！這就成了一種逃避下廚的惡性循環，越不想做就越不會做。

我也想談談「方便」的另一種化身，就是那些五花八門的外送應用程式，例如Uber Eats。當然，有時候真的很難抵擋這種便捷的點餐方式，尤其在你身體不適或剛結束一整天漫長疲憊的工作時。甚至在某些非常時期，例如近年的新冠肺炎疫情，外送服務的存在是不可或缺的。不過一旦養成習慣，吃飯這件事就顯得冷冰冰的，而且食材的來源不清不楚，很難把關。再說了，當一切都變得如此方便時，我們要拿多出來的時間做什麼呢？是什麼值得我們壓縮好好做飯的時光呢？

方便和快速是速食文化中密不可分的兩大價值觀。快速這個特質幾乎等於方便，很多人想必都用過速食店的「得來速」吧？感覺多麼方便啊！但是在我們心裡，這兩者之間卻有著微妙、明顯的高下之分。你是不是寧可站在街角癡癡等待Uber Eats司機的外送餐點，而不願搭地鐵到店裡用餐？即使搭地鐵能省下一半的等待時間亦然？你是不是寧願花一整天等著宅配將牙膏送上門來，也懶得開車到藥妝店買回來？即使來回車程不過才十五分鐘？許多時候，我們看似對效率有著超乎尋常的渴求，但終究敵不過我們對於便利的執著。從這點便可看出，便利在我們心中的地位，究竟是多麼的至高無上。

我們一旦將便利內化為自己的價值觀，便落入了被動與無知的窠臼，其影響將擴及到生活中的各個層面，如今我們常常懶得自己動腦，連思考的能力都拱手讓人。但若撇下前述的種種隱憂，從表面上來看這項價值觀似乎利大於弊，無論如何，我們依然嚮往更方便的生活。

哥倫比亞大學法學院的吳修銘教授就曾針對便利性發表過一篇鞭辟入裡的社論，私以為用來總結本章節是再適合不過了。該文章刊登於《紐約時報》，標題為〈便利之下的獨裁暴政〉，他寫著：「我們完全低估了方便背後的含意，這是當今世上最被人輕忽的一股力量。當做起事來變得越來越容易，我們便會期待所有事情都應該是不費吹灰之力的，同理，也會認為一切「不方便」的事物應該遭到淘汰。我們養成了「馬上」、「立刻」就要的壞習慣，對於依舊耗時耗力的工作日益失去耐心。如果直接用手機就可以訂到演唱會的票而不用苦苦排隊，那需要排隊投票的選舉就會令人心生厭煩……。如今，便利這項特質備受推崇，但人們似乎遺忘了，困難與挑戰也是人生必經的重要歷程。追求方便會讓我們只計結果，不重過程，但爬山時一步一腳印的攻頂，與搭乘纜車直達峰頂，固然殊途同歸，但卻是截然不同的兩件事。當我們變得重視成果勝過一切，人生旅途無異於一趟趟單調的乘車體驗，卻忽略了步行途中可能發現的美景。」

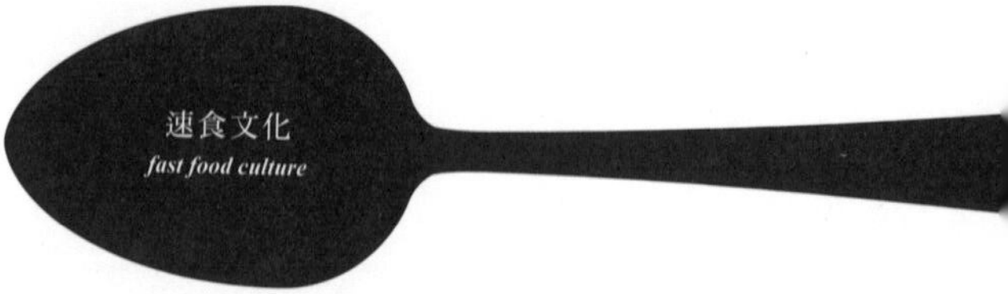

一致性

在有關速食的價值觀中，「一致性」代表了不管你身處何方，食品的外觀、質感與味道都如出一轍。你在紐約買到的漢堡、薯條與飲料，就必須和其他地方買到的一模一樣才行，如果不一樣，那一定是哪裡出了問題，你或許還會疑神疑鬼，覺得事情不太對勁。對許多人而言，事物整齊畫一是理所當然的，而且我們非常喜歡如此，這也是現代化的象徵。

即使你今天到了陌生的環境，還是可以因為熟悉的事物找回安心感，這種意料之內的感受會讓人覺得很安全。但是，當我們試圖讓所有產品都變得一致、毫無變化，這種「始終如一」的做法反而會造成傷害，尤其是對食物而言，這種單一的生產模式所造成的營養流失和食材浪費是難以估算的。如果我們任由一致性在文化中四處流竄，那就像是以統一之名，行抹殺個體之實，整個社會也會漸漸趨向隨波逐流並臣服於控管之下。

大約二十年前，我應邀前往朋友的餐廳試吃蕃茄，當天有一款基改蕃茄，其外形不但改造成了方便包裝和運輸的形狀，外皮、質地和顏色也都與「理想中的蕃茄」相差無幾。我們大家都興奮極了，迫不及待地想嘗嘗基改蕃茄與有機蕃茄之間有什麼不同。數顆蕃茄在桌上一字排開，每顆看起來都圓滾滾紅通通的，鮮豔又可口，而基改蕃茄完美融入了眾蕃茄之中，完美得像是從皮克斯動畫中摘出來的一樣。

但當我們將基改蕃茄切塊並吃下肚後，感覺卻相當詭異，因為這顆蕃茄嘗起來毫無驚豔之處，雖說也不難吃，但就是很普通，不管是在對稱、顏色、形狀，甚至口感方面都只能說是恰如其分，就如同按照既定規格而統一製作的產品，唯獨缺少了最重要的靈魂。我們以為基改後的蕃茄理應更上一層樓，因此都是抱著大飽口福與大開眼界的期待而來，想不到敗興而歸，大家竟被一顆蕃茄狠狠耍了一把。

統一的生產規格對食品工業來說是有利的，這有助於提高生產效率，生產過程也會更加順暢，簡單來說，就是既快速、成本又低，更不用說有多方便了！以烤麵包為例，利用輸送帶大批烘烤出統一規格的麵包絕對比傳統做法輕鬆多了，獨立製作的麵包因為使用天然原料，加上手工揉製而形狀各異，使用的傳統烤爐也需要時時緊盯火候控制，因此儘管成果令人陶醉，往往也更加考驗烘焙師傅的耐心與用心。製作乳酪也是同樣的道理，當所有乳酪的大小、形狀和色澤都呈現一致時，自然更容易判斷一塊乳酪是否已經「熟成」。

為了保證市場上的蔬菜能有個「好賣相」，世界各地的工業型農場紛紛引進溫室栽培，嚴格控管作物的生長環境，同時也大量使用農藥。我曾經看過一部關於食物的紀錄片，至今回想起來還是心有餘悸，那是十五年前由奧地利導演尼可拉斯．葛霍特拍攝的《沉默的食物》。片中檢視了東歐勞工在溫室中的工作條件，其中大多數人都是移工，他們穿著防護衣來回噴灑農藥，用工業化的手段控制農作物的生長以達到統一標準。現在這些所謂的「農場」大多採用機器人照料和收割作物，而這也是糧食體系中用以貫徹統一規格的手段之一。這些溫室栽培的蔬果不會因為自然因素而出現瑕疵，更不會受到氣候變化的影響，例如莓果頂部的綠葉變得不易枯萎、蕃茄的生長方式也經過刻意培育，使莖部在採摘後也能長保鮮綠，如此一來，不論是莓果還是蕃茄，在送到商店後都能看起來像是現採現摘的一樣新鮮，而這自然也滿足了消費者的期望。

基本上，這種統一生產模式在有機農法裡根本行不通。有機農法順應自然，時間到了才會去採摘已經成熟的作物，因此不可能出現大小和形狀都一致的情形。嚴格來說，只要在生長過程中未使用農藥就是**有機食物**，但我個人對**有機**的定義更加廣泛，包括農場是否使用輻照設備或機械化耕作、是否種植基改作物，以及農民的待遇是否良好等等。我所重視的是整體農業環境的發展，而非多數立法人員口中狹義的「有機」。

食品工業也會以食安與品管的名義來落實規格的一致與統一。例如歐盟針對乳酪業制定了不少規範，強制要求從業人員按照「標準」規章行事，從而使得許多小型乳酪工作坊的生存更加困難，因為有些產地的傳統乳酪使用生乳製作，而這往往難以完全符合現行法規。大約在二十五年前，也就是這些新規定頒布不久之後，我在法國的旅遊途中拜訪了庇里牛斯山脈上的一位牧羊人，我們在山上待了一整天，看著他熟練地牧羊、看著他憑著一聲口哨就可以將漫山踱步的四十隻羊兒召回、看著他親自為羊擠奶、看著他親手在火堆上製作乳酪。他一天只製作一塊乳酪，而乳酪的風味取決於羊群在山坡上吃進了哪些花草和植物，當花草樹木隨著四季輪轉而變換，自然而然也影響了乳酪風味的變幻。

他的乳酪嘗起來棒極了，是屬於那片山、那一日獨一無二的味道。想要硬逼這樣一位乳酪職人仿照工廠生產線的製作方式，無異於剝奪他的生計，他不可能做得出每塊都千篇一律、合乎規範的乳酪。像他這樣的例子不在少數，到最後，我們失去的不只是優質的食物，甚至會面臨傳統文化的失傳。

一味追求一致性會減少食物的多樣性，我們逐漸捨棄了特殊又難養的作物，或是淘汰過於小眾、罕見的食物，並改為推廣可以大量、快速生產的食物和作物，造成我們能取得的食物種類越來越少。連作、單一作物栽培的盛行，就是我們處處實施單一作業的結果。根據農業歷史學家的說法，愛荷華州曾經是擁有豐富園林植物的地區，直到二次世界大戰為止，其生物多樣性在國內可說是名列前茅。可惜如今的愛荷華州只剩兩種作物：大豆和玉米。對農民來說，種植單一作物更有利可圖，也更便於他們監控並防止植物出現異變。但是在缺少物種多樣性的情況下，植物族群同樣也失去了與生俱來的病蟲害抵抗力。我們忽視了生物間相互依存的重要性，剝奪了可以讓植物自然健康成長的條件。說白了，自然界裡本來就不存在「單一」的生長模式。大量使用農藥造成的污染破壞了土壤健康，使得「單一栽培」以外的作物難以生長，同時變得更加脆弱。事實上，隨著作物種類的減少，農產歉收帶來的風險反而更高，一旦主要作物的產量暴跌，就會連帶使得全球的糧食供應也陷入風暴。

一致性還會帶來另一個問題，就是作物品種的減少。作家吉姆·海濤曾經於八〇年代擔任德州農業部部長，他指出，凡事都講求市場效益會導致我們從商店貨架上買到的蔬菜品種越來越少。一項研究比對了一九〇三年美國商業種子庫售出的種子品種與一九八三年美國國家種子儲藏實驗室所持有的品種，結果發現，該研究囊括的六十六種作物中，竟然有高達百分之九十三的品種自一九〇三年後逐年絕跡，簡直叫人難以置信！

民族植物學家蓋瑞．納卜漢一直在探索人類與植物之間錯綜複雜的交互關係，以及植物多樣性驟跌會對人類帶來什麼樣的影響。納卜漢在其著作中斬釘截鐵地寫著，減少作物的多樣性將會直接衝擊到多元文化的存續，而現今全球飲食的同化現象，就是一種對各地傳統農業與健康飲食的打壓及排斥。

當同化成為文化的一部分，其後果令人不寒而慄。最明顯的同化例子就是各國機場，不論你身處哪一個航站，所有的免稅商店街都像是複製貼上一樣。不論你置身什麼國度，購物中心和娛樂場所的外觀和感覺也都差不多。有時候看到一些購物中心經營慘淡還覺得鬆了口氣，但很快我就發現一切不過是另闢蹊徑，由實體轉戰網路經營罷了，於是同化風潮進一步地吹向了虛擬世界，我們再一次創造出無數個大同小異的網路商城。為了迎合工業化的趨勢，所有工廠、倉庫和屠宰場也都建造得如出一轍，套用同一種設計，一切都是為了效率而服務。沒人打算因地制宜，去考量怎樣才是最有利於當地環境與社區的設計，也不把資源利用與廢棄物處理等問題放在心上。如果**只靠一招就能打遍天下**，那當然是再省事不過了，既然如此，何不大量複製同一種建築與設計呢？就像大量生產的組合屋一樣，隨搬隨用，何其方便。

一致性的影響簡直如影隨形，當你開車沿著高速公路行駛，你會在沿途出口看到殼牌（Shell）加油站、塔可鐘速食店（Taco Bell）、漢堡王、麥當勞以及7—11超商；再繼續往前開十英里，一切彷彿似曾相識，同樣一排商店又出現了。你又繼續往前開了十英里，依舊是同一批商店出現在眼前。就這樣三番兩次地重複出現，跟鬼打牆一樣。過去我還會對這般陰魂不散的場景感到驚訝，但如今我早已見怪不怪。城市之間的差異性也逐漸縮小，隨著住宅開發蓋了一批又一批經年不變的建築，加上受到嚴格規範的景觀規畫，都市的樣貌與氛圍自然顯得雷同。恕我直言，這樣像複製品的居住環境，跟前面提到的工業型農場又有何差別呢？

我們喜歡目光所及之處皆是整齊畫一的景色，也期待口中所食的是一貫熟悉的味道，連帶著我們的待人處事之道也沾染上同等僵化的思維。許多機構與政府機關為了減輕人手不足的負擔，紛紛引進電腦演算法與統計系統等預測工具，期待科技能有效消弭人為偏差，進而更有效率地處理刑責、醫療保健，或是失業救濟金等民生大小事。然而世事往往因人而異，這種做法很容易忽視或犧牲特殊個案的權益，乃至引發亂貼標籤、種族偏見等問題。當這個社會將一切等量齊觀，我們就會開始忘記人人其實是獨立的個體，且各自有不同的需求與人格特質。

速食文化

fast food culture

唾手可得

當我們用「唾手可得」形容一件事物，就代表我們隨時隨地都可以得到想要的事物，不受時間和空間的限制。想要在十二月的阿拉斯加吃到水蜜桃？沒問題！想要在非洲的奈洛比買到法國的依雲（Evian）礦泉水？沒問題！想要在杜拜吃到壽司？沒問題！這種「任何事物都唾手可得」的扭曲觀念不但會慣壞我們，還會讓時間和空間的界線變得模糊。既然有些東西一年到頭都買得到，那何必在乎節令呢？原產地是什麼？可以吃嗎？是不是土生土長重要嗎？面對著全球同化的浪潮，大家顯然樂觀其成，比起關注本土的文化與特殊人文，人們寧可過著隨心所欲、說要就要的生活，儘管「想要就可以得到」乍聽之下不太合理，卻是我們的現實。我們自己本身也常常是不分晝夜地回應著各方需求，最終連個人生活都淹沒在這股洪流之中。

去年時，我去聖地亞哥附近拜訪好友知野一家，他們經營了一間非常出色的農場。時值盛夏，他們的農場攤位上陳列著許多原生種蕃茄，各路五顏六色的品種在日照下光彩奪目，種類之豐富令人嘆為觀止，包括紫珍珠蕃茄、綠斑馬蕃茄，以及像顆花繡球般的金、紅兩色蕃茄。有位女士開著車過來，手裡抓著食譜，她環視了攤位一圈，劈頭第一句話就是：「看來你們沒賣豌豆啊？」

這段插曲正是人們認為「任何事物隨時隨地都唾手可得」的完美寫照，我們帶著預期心理而來，卻對眼前的美好視而不見。那些成熟美味的當季蔬果明明觸手可及，我們卻無動於衷。一旦我們認定了所有食材都是全年供應，自然就會對作物的生長週期、相應的四時節氣置若罔聞。我們毫不在意，照樣下廚做飯，彷彿活在一個沒有四季的國度。不管是十一月、一月或四月，我們隨時隨地都能買到蕃茄。至於味道就別提了，不過是有著成熟蕃茄風味的粗劣仿製品，還是從外地千里迢迢運送而來，營養成分卻完全比不上夏季現採的蕃茄。至於是不是有機栽培，誰知道呢？無論如何，只要你想，隨時都有蕃茄在商店貨架上等候著你大駕光臨。

俗話說，不怕貨比貨，就怕不識貨，如果你向來都只吃著那些次等蕃茄，就算哪天把真貨放在你眼前，只怕你也會不屑一顧。或許連你自己也搞不清楚蕃茄到底好不好吃，畢竟一直以來你所吃下的，都是那些淡而無味、貧乏如水的品種，你的舌頭已經麻木了。當你可以在每日的早餐麥片都看到藍莓時，你或許也不會留意藍莓是成熟香甜還是略帶生澀吧？這是因為你習慣了，你習慣一年四季都可以吃到這種食材，自然也不會費心去探究，更不會在乎食材從何而來、由誰所栽，反正隨時隨地都有，如此理所當然之事又何必心懷感激呢？大自然賦予農業的千變萬化與鬼斧神工就這樣在你的生活中悄悄消失，不留漣漪。

漢堡裡一定要放蕃茄切片，一年三百六十五天雷打不動——我相信絕大多數人都是這樣認為的，我們認定了夾著生菜、蕃茄的漢堡與薯條的搭配是王道，一切已經習慣成自然。說到薯條和馬鈴薯，那的確也是全年無休、隨時供應的，不過情況比較特殊，因為馬鈴薯**很耐放**，所以想要一整年都享有當季馬鈴薯也不是不行。

不過我的處理方式大概跟你想的不一樣。如果真的按照節令走，那每個季節自然各有不同的品種，各種馬鈴薯之間的含水量也不同，因此料理方式也需適時調整。舉例來說，產季中最早採收的褐皮馬鈴薯含水量高，因此不適合拿來炸薯條或洋芋片。我們餐廳選擇的做法，是先將褐皮馬鈴薯去皮切塊，然後水煮，煮至邊緣呈鬆軟狀，再煎至酥脆。速食產業可不會這樣做，速食業者使用的馬鈴薯往往來自愛達荷州的工業型農場，他們只會將單一品種加工成薯條，然後浸泡在酸性焦磷酸鈉中防止馬鈴薯變色，最後再冷凍保存，如此一來你便隨時可以享用薯條，而且吃起來滋味永遠一樣，即使春去秋來、即使你遊歷四方，速食店的薯條始終如一。

幾乎所有蔬果都會在運輸途中繼續熟化，可惜的是，這個過程並不會為蔬果增添風味。不過凡事總有例外，梨子和酪梨在採摘後，味道會隨著果實變熟而更加可口。但多數食物必須在熟透時採摘，才能保有最佳風味，這是外力無法改變的事實。但還是有一些作弊手段，例如額外添加砂糖或糖漿等等。像桃子這種水果，就不可能在運輸過程中以自然熟成的方式達到最佳風味。在工業化的生產模式下，必須趁桃子還未完全成熟時先行摘取，避免水果於運送途中腐壞，並盡可能確保在送達目的地後依然新鮮。嚴格來說，即使過了產季，我們還是吃得到新鮮的桃子，味道不至於難以下嚥，但熟度與口感終究留有加工痕跡，不盡自然。

另外就是，蔬果往往在採收後，生機就開始一點一滴流失，更別提營養價值只會在完全成熟時達到巔峰，因此採收的時機至關重要。幾十年來，食品工業為了滿足消費者對過季農產品的需求，導致蔬果的運輸時間越來越長，就為了將千里之外的農產品送到你我手中。算下來，每批蔬果平均要跨越一萬五千英里的距離，才能由原產地送至消費地。超過半個世紀以來，我們選擇作物的標準變成以方便運輸為主，而不是考量作物的味道和營養，同時在經濟因素的影響下，許多作物被迫在不適合的環境中生長。可怕的是，我們已經漸漸反射性地認為，農業就是這麼一回事。

想要輕而易舉就獲得某樣東西似乎是人之常情，但在速食文化的加持下卻產生許多模糊不清的灰色地帶，例如當你逛超市時很難分辨出哪些才是真正的當季農產品，想要搞清楚農作物的原生產地也變得格外困難，這已經是全球都無法倖免的問題。以羅馬為例，你不可能一年四季都買得到在地產的朝鮮薊，那有違自然法則，偏偏你還是可以在羅馬每家餐廳的菜單上看到這項食材，全年無缺。問題來了，這些朝鮮薊是哪兒來的呢？誰送到羅馬的呢？歐洲市場在粉飾來源這點上堪稱是天賦異稟，大概是因為歐洲的美食文化根基深厚，所以他們向來擅長以美妙的巧思陳列蔬果與擺盤。這一切都是為了迎合觀光客的喜好，然而諷刺的是，觀光客一心想品嘗的卻是所謂「正宗」、「在地」的現炸羅馬朝鮮薊。他們大概想不到，其實吃下肚的一點也不「羅馬」。

我在一九六五年的法國是買不到進口農產品的，只有當地生產的作物。我所吸收的飲食教育正是來自法國慢食文化的洗禮，我一生所信奉的飲食理念也是由此萌芽生根。想不到不過十載，我就見證了慢食思想的衰微與變質。一九七一年時，巴黎最主要的傳統批發市場「巴黎大堂」由市中心遷往機場附近。市場搬遷後，將精華地段全數讓給大型國際供應商，因為他們有能力將不在法國產季的蔬果空運進來，而當地少數負擔得起攤位租金的有機農家則退居大廳後排的位置。可想而知，當地的飲食文化自此再也回不去了，一夕之間，農夫市集裡開始叫賣起香蕉和芒果等熱帶水果。依稀有幾家米其林三星餐廳還是持續向當地農場採買食材，但終究不多了。

全球各大城市都開始掀起一波轉型熱，迷失在「理想生活」的美好幻想裡，卻不願正視城市當下的實際模樣，「唾手可得」的觀念也是這張理想藍圖的一分子，並在文化裡逐漸發酵。我看著相同的情節也在柏克萊和舊金山上演，大家總以為加州身為一塊豐饒之地，理應四季不缺、什麼都能長，不管想買什麼都沒問題，就算人們期待一整年都有酪梨和葡萄可以買，似乎也相當合情合理。實際上，現在的加州的確做得到，即使過了產季，仍然也有進口的酪梨和葡萄可以滿足消費者的需求。

幾年前，亞洲協會美中關係中心的主任夏偉邀請我籌辦一場宴請中國政府的文化交流晚宴，地點設於北京。根據我規畫晚宴菜單時的設想，要在北京買到有機鴨肉應該不成問題，畢竟北京烤鴨可是極負盛名的中國菜，也是當地眾多餐廳的招牌菜之一，因此一定不難買到有機鴨——我萬萬沒想到會有失算的時候。大約在我班機落地的十天前，我們才得知北京所有的鴨隻都是由一家法國集團旗下的工業畜牧場所飼養，唯一能買到有機鴨肉的方式，就是向一家外地的農場訂購，並花上十二小時的車程將活鴨送來，再由我們自己動手宰殺。想也知道這太不切實際了，我們必須想辦法在當地找到適合的食材並隨機應變。我們打探到北京附近有幾個養豬的有機農場，因此趕在最後一刻把晚宴菜色改成了烤豬肉。即便如此，僅憑一家的有機豬肉恐怕不足以應付晚宴需求，最後我們不得不向當地的四家農場分別購入豬隻。

隨著各式食材都能一年四季源源不絕地供應，我們的飲食不再跟隨著節令走，也不再注重熟度對作物品質的影響。無形之中我們更容易盲目地追隨各種飲食趨勢，例如近年流行的羽衣甘藍沙拉和酪梨吐司就更加吸引大眾目光，加上不論何時都買得到，何樂不為呢？農產品工業深諳行銷之道，他們濫用專業將產品誇得天花亂墜，創造出一波又一波的健康風尚，然後藉此賺得荷包滿滿。在話術的層層包裝下，誰又會去管酪梨和羽衣甘藍的來源呢？就算有心探究也可能無從得知。尤其是酪梨，在過度渲染的情形下，變得無所不在，酪梨吐司幾乎成了家家戶戶早餐和午餐的常客，這波熱潮不分國內外，不論是哥本哈根還是聖保羅，酪梨都大受人們歡迎。大家都認為酪梨很「健康」，孩子們也愛吃，誰又能忍心拒絕孩子的要求呢？結果就是，大量需求帶來大量供給，隨著酪梨越來越普遍，我們也開始覺得這種食物**本來就是**一年四季都有的。

隨著酪梨的需求持續增加，對產地的影響也日漸加劇；單一種植酪梨的土地必須持續供水，造成墨西哥等生產國的地下蓄水層逐漸枯竭。另外，運輸所產生的碳排放也是個問題；酪梨的運送距離經常都是千里起跳，累積的碳排放量不可小覷。話說回來，如果我們吃下的酪梨根本不是有機來源，那真的健康嗎？真的對土地沒有傷害嗎？

隨時隨地就能取得食物，跟單一物種培育背後的思考邏輯雷同，兩者都會降低生物多樣性。為了滿足全球各地的需求，勢必會淘汰掉產季過短的品種（例如美味轉瞬即逝的桑葚），或是捨棄不易運送的品種（例如皮薄不耐擠壓的布倫亨杏桃）。這些品種無法全年供應，因此往往不在大規模生產的考量之列，久而久之就會落入瀕臨絕種的困境。為了迎合市場需求，農家往往會改種其他作物。知名食譜作家瑪杜．賈弗里在我心中是宛如一盞明燈的存在，她曾指出小米一直是印度農業千年以來的中心支柱，不僅耐乾旱，可以在極為乾燥炎熱的氣候下生長，同時也極富營養價值，但為了迎合西方市場的口味與日益增長的小麥需求，如今多數小米田都已改種小麥。小麥在印度的生長情形自然不如小米適應良好，為了提高作物的存活率，只好不斷加大人為干預的力度，例如噴灑更多農藥、以機械刮除土壤的原有植被等等，重點是，小麥的營養價值遠比不上小米。

當食物變得隨處可見，不只模糊了我們對產季的認知，也會形成食物取之不盡、用之不竭的錯覺。例如鮪魚是相當受歡迎的食材，因此全球漁業大肆捕撈鮪魚，導致魚群數量銳減。導演雨貝．梭裴於二〇〇四年拍攝的紀錄片《達爾文的噩夢》曾入圍奧斯卡金像獎，該片攝於非洲的坦尚尼亞，情節圍繞著一群依靠維多利亞湖為生、世代以捕魚為業的居民展開。俄國人在一九六〇年代曾向非洲輸送軍火，因此蘇聯的大型貨機經常來來去去地運送戰略物資，他們思索與其空機返回，不如利用回程攜帶一些有利可圖的貨品，物盡其用以達最大效益，他們靈機一動，從歐洲市場對白肉魚片的需求中嗅到了商機。俄國人發現他們可以將這些鮮美魚肉從坦尚尼亞大量進口至歐洲，為自己創造一條財路。

打定主意後，俄國人將尼羅鱸魚引入維多利亞湖並大量繁殖，而這兇猛的掠食者很快就吃光了湖中所有的原生物種。為了方便他們將魚片運往歐洲，他們還在岸邊搭建附有速凍設備的漁獲加工廠，進而污染了湖水。隨著時間過去，當地人賴以為生的傳統漁業逐漸沒落，飢貧交加之下逼不得已靠撿拾鱸魚的殘骸果腹。該片呈現了一部駭人聽聞的變遷史，詳實記錄了歐洲人對湖泊生態、經濟與文化體系的三重打擊與毀滅，而帶來這場浩劫的背後，正是在欲望驅使之下，對資源供給無窮無盡的索求。這無疑是我看過最震撼人心的紀錄片之一。

速食文化不但讓我們失去了辨別在地食材的能力，甚至偷換概念，將「唾手可得」與「公平」劃上等號。他們創造出這樣的歪理：「不能剝奪『食』的權利！不論身處何方，人人都**可以**享有任何食物！」速食產業的目標，是盡可能讓所有人都能以最便宜的價格享用各種食物，若不細想，這真是個美好的願景，是吧？事實上，真正的難題在於，該如何讓居住在食物荒漠（泛指難以購得或負擔生鮮食品的地區）的人們也能取得新鮮食材。

為了做到這點，食品公司必須採取工業生產手段，而透過這種方式誕生的產物不但無益健康，對環境也不友善，更不用說那些受到壓榨與剝削的農民。舉例來說，墨西哥玉米薄餅就該是人人都能取得的食物，也的確行得通，但是速食產業為了滿足需求而採取的做法，卻澈底破壞了墨西哥的文化結構。墨西哥曾經是全球玉米種類最為豐富的國家，而玉米薄餅自古以來便是墨西哥人民安身立命的基石，是代表其傳統文化的基本要素，更為人民提供了基礎營養。不過，為了滿足全球流通的需求，食品工業開始大規模地生產玉米薄餅，在工業化的生產模式之下，農民種植的玉米品種趨向單一，而無法跟上產量需求的有機農法也遭到屏棄，那些兢兢業業為了食品工業賣命的勞工更是連溫飽都有困難。敢問，這樣的公平何在？同樣的情形全球各地都在發生，只是主角換成了麵包、稻米、藜麥等各色主食。

我們不一定要走進速食餐廳才能享有速食，所謂的唾手可得，代表你可以在街上的任何地方發現食物的蹤跡，像是自動販賣機，只需動動手指就可以滿足你的需求。這些密封在罐子或塑膠包裝裡的加工食品無所不在。五十年前，你要到雜貨店或糖果店這類特定商店才能買到糖果，現在的糖果滿街都是，即使是在與食物完全沾不上邊的地方，也會在收銀機旁邊擺上幾包糖果來吸引目光。販售食物的場所與其他場所之間的界線逐漸模糊，我們可以在加油站、便利商店，甚至是藥妝店買到糖果，可以說是鋪天蓋地無所不在，一切都是為了滿足我們的需求。應該有不少人抵達飯店的第一件事，就是直奔房間內的小冰箱，看看有哪些好料，對吧？不出意料的話，我們總是可以找到類似的小包鹽味堅果、飲料、巧克力棒和洋芋片。這種唾手可得的感覺會讓我們上癮，因為一切是如此的方便、熟悉又觸手可及，不斷地誘惑我們吃下眼前現成的速食食品。

當我們餘生都沉溺於對資源的予取予求，那會是什麼樣子呢？我們想要在任何地方都能無線上網；我們想要在全世界的任何角落都能收到手機訊號；不論身在何處，我們都想要快遞一律隔天送達；無論我們走到哪裡，都想看電視；無論去到哪個城市，都想點開手機就能用應用程式快速叫到車。這樣的生活會讓文化認同感越來越薄弱，也將自己抽離於時空之外，因為任何事物都隨處可見，我們**自己**也隨處可去——如此的無所不在、無所不及，正一步步帶領著我們邁向另一種意義的「大同」世界。

速食文化
fast food culture

廣告話術

廣告是速食文化最有力的宣傳利器，不遺餘力地向大眾灌輸特定的觀念，試圖影響我們的三觀。廣告透過促銷、行銷、產品設計、品牌推廣、數據分析、包裝等五花八門的手段吸引我們的目光，不斷鼓吹某種食材或產品是多麼的有益身心，讓人在尚未嘗過或試用之前就已經躍躍欲試。

照理來說，廣告的功用應該是如實向消費者提供資訊，幫助我們做出明智的判斷和選擇，也就是說，廣告應該是要值得信賴的。不過，事實往往剛好相反，廣告反而經常以不實或隱晦不明的資訊刻意誤導我們。為了賺錢，廣告不會向大眾開誠布公，而是選擇避重就輕。這就是欺騙，是撒謊。輕信廣告的一面之詞，會讓人不經意就淪為錯誤資訊和假消息的受害者。

我記得七歲那年，我最愛的電視節目《米老鼠俱樂部》總是會播放一首朗朗上口的廣告歌曲，歌曲的調子是電影《勝利之歌》的主題曲，但將歌詞改成「R-O-N-Z-O-N-I，朗佐尼就要這樣拚！這就是全美最棒的義大利麵和通心粉品牌！」我當時很喜歡跟著廣告一起唱，而且只要在商店貨架上看到一字排開的朗佐尼包裝盒就會興奮不已。如今六十五年多過去了，那首歌依舊在我腦海中揮之不去，這就是廣告驚人的洗腦能力。歌曲一響，就想吃義大利麵；一看到麥當勞叔叔，就想來份大麥克。無論我們走到天涯海角，只要是目光所及之處，都可以看到我們喜愛的電視人物和體育明星為產品代言或背書，另外還有以精美特效烘托的食品影像、口吐人言的可愛動物角色等等，總是樂此不疲地向我們推薦各種商品，食、衣、住、行、育、樂無孔不入，不斷影響我們的消費決策。

我們從未幫餐廳打過廣告，即使有人寫過相關的食記和報導，但最主要還是靠我們的好口碑，每當有人發自內心的推薦：「太好吃了，你一定要去嘗嘗看。」就是最好的宣傳。對我來說，力求進步就是餐廳最好的行銷和推廣方式。

如果發現客人沒吃某道菜，我一定會親自過問。行銷的關鍵在於餐廳的自省能力，要能誠實地捫心自問：**我們做對了嗎**？我們曾經為了招攬年輕客群而開始供應宵夜，因為我希望即使到了深夜，餐廳還是可以保持活絡的氣氛和熱鬧的人氣，而且我也希望成為名符其實的社區廚房，除了好好照顧居民的胃，更是大家最常想起的用餐好去處。我們推出了一款平價套餐，從晚上九點開始供應，餐點內容包含一杯葡萄酒、一小塊草飼牛排，並配上現炸薯條——這次發想算是在試水溫，也勉強可以當作餐廳的行銷活動吧！

廣告，則是拿來刺激消費欲望的工具，甚至誘發出新的渴望。鼓動人心的影像和文字不斷地衝擊著你的大腦，不斷地暗示著你的潛意識，直到有一天，你會在無意中排斥**沒有**做廣告的產品，將「默默無聞」與「不夠好、不夠格」畫上等號。當你在商店或網路購物時，你買的不是商品本身，你買的是背後耳熟能詳的品牌，例如耐吉、百威啤酒、寶僑，以及三星等等。如果是個名不見經傳的牌子，你第一時間大概也對其產品沒什麼信心。當我們將廣告訊息奉為圭臬，視廣告的標準為標準，那最終我們會失去主見，並對周遭一切失去自主判斷的能力，分不清真正的好壞。例如我們會看不出食材品質的優劣，也無從分辨手藝的精湛與拙劣。廣告賦予商品的價值，就是名氣。

打從我們出生開始，廣告就已經全面入侵我們的生活。不久前，我在路上看到一個坐在嬰兒車裡的小小孩，她懷裡抱著一瓶巨大的可樂，幾乎就跟一隻洋娃娃差不多大，也幾乎跟她自己等高。還有一次，我在搭飛機時遇到一家人帶著個小寶寶，而寶寶的奶瓶上印著可口可樂的標誌。這些與我擦肩而過的偶遇令人心驚肉跳，在在顯示著人們從嬰兒時期就在廣告的環伺下逐漸對其產生親切感與信任感。自誕生伊始，甚至在我們都還懵懵懂懂時，廣告就如同烙印般留下痕跡，伴隨著我們走過大半人生。

我能理解家長為什麼會給寶寶用印著品牌標誌的奶瓶，畢竟免費的贈品不用白不用，免錢的禮物誰不愛呢？若是不用，或許還會因為浪費而感到內疚呢！不過，一旦用了之後，就等於默許品牌進駐你的生活，你會漸漸習以為常，不只是你，你的家人也會在耳濡目染之下心生信賴。一家大型菸草商在七〇和八〇年代陸續收購了酷愛（Kool-Aid）、夏威夷潘趣（Hawaiian Punch）和可沛利柳橙汁（Capri Sun）等兒童飲料品牌，以他們販售多年香菸的廣告經驗為後盾，開始插足飲料業並輕而易舉地擄獲了孩子的心，成功賣出一罐又一罐含糖飲料。許多品牌的行銷布局可說是戰無不勝，效果好到令人害怕；許多孩子還沒學會認字就已經無師自通，叫得出近百種品牌的名稱。

《探求自我的世紀》是才華洋溢的英國導演亞當．柯蒂斯所拍攝的紀錄片，他在片中探討了消費主義與速食文化的起源，以及廣告業在四〇和五〇年代的興起。當時的美國政府為了獲得民眾對參戰的支持，不但積極展開遊說，還利用心理喊話增加國民從軍的意願、說服民眾購買戰時債券，並大力鼓吹全民響應備戰活動。我的父母就響應了政府「勝利花園計畫」的號召，在後院一隅開墾種菜。與此同時，窺見商機的行銷人員借鏡政府的成功經驗依樣畫葫蘆，將原本用以凝聚國民向心力的技巧套用至生意場上，披著促進全民福祉的外皮大打感情牌，但說穿了不過是追逐金錢的買賣罷了。

柯蒂斯在片中詳盡記錄了廣告如星火燎原般迅速席捲了時尚、彩妝與食品產業。廣告是個偽君子，看似幫著我們買到想要的東西，實際上卻不懷好意。廣告會先點燃你的欲望，例如讓你對網路上看到的一件毛衣或遠在二十英里之外的星巴克咖啡心癢難耐，再任由欲望之火將你的理智焚燒殆盡。總歸一句，忠實傳遞資訊和刻意誘導是不同的，無法混為一談，前者的做法可以助人，而後者只是想賺錢。

廣告業非常擅長以生動有趣的畫面轉移你的注意力，讓你無暇顧及血淋淋的現實。例如肯德基的廣告照片絕不會赤裸裸地向你展示成千上萬隻雞擠在小小的籠子裡，相反地，你會看到桑德斯上校（肯德基爺爺）繫著領結、西裝筆挺，以他經典的黑白配造型亮相。這是故意在混淆視聽。同樣地，當你走進漢堡王，你會看到一尊大大的國王公仔笑咪咪地迎接你或是色彩鮮豔的兒童遊樂場，一切都跟冷冰冰的工業畜牧場無關。

不管是對大人還是小孩，廣告和現實總是那麼矛盾。二〇〇六年出版的《速食的恐怖真相》一書中，作者艾瑞克．西洛瑟與查理斯．威爾森寫著：「一位典型的美國兒童一年會觀看超過四萬支廣告，其中大約有兩萬支廣告充斥著汽水、糖果、早餐穀片和速食，基本上都是垃圾食品……美國的孩子在課堂上學不到關於食物的正確知識，反而在廣告的反覆洗腦下吃下大量的垃圾食品。」

數位媒體改變了兒童的收視習慣，但廣告的影響力不減反增，由於觀眾對線上平台的黏著度更高，因此同一套廣告策略換湯不換藥，發揮起來更是如魚得水。速食廣告不只穿插在Youtube影片或Instagram動態消息的版面上，許多網紅和社群自媒體也會在自己的創作內容、影片和貼文中置入速食產品的業配。速食業者更是會直接在校園中發放免費的品牌玩具給小學生，希望這些玩具能替他們招來更多無法拒絕孩子的家長。這對業者來說可是一石三鳥的好計策，只需一個免費玩具，就能帶來三位顧客：學生本人與他們的父母。

這樣的策略模糊了玩樂與用餐之間的界線，似乎暗示著兒童在用餐時也該盡情地玩耍，而且還必須擁有專屬的「兒童餐」才行。這份華而不實的兒童餐不但硬生生地與大人的餐點做出區隔，過於簡略的飲食配置也限制了孩子的眼界，讓他們對食物的認知變得狹隘，更令人難過的是，這會影響他們如何解讀「一家人同桌吃飯」這件事，他們很有可能無法體會那種不分你我的親密感。速食也容易令人上癮，這當然是業者有意為之，因為每個愛吃速食的孩子都有潛力成為忠實的終生顧客。各級中小學經常都會使用同一家速食供應商，屢見不鮮，大約有百分之十的小學和百分之三十的國高中每週都會在學校餐廳中供應特定品牌的速食餐點。

大家都擔心廣告會對學生造成不良影響，但這個問題已經演變為一種心照不宣的「禮尚往來」：大型的食品與飲料公司會向中小學及大專院校提供鉅額捐款，除了提供資金，可能還會資助興建一棟科教大樓或體育館，而伴隨著資金流入校園的，還有該公司旗下品牌的自動販賣機、獨家販售合約等等，無所不包，常人很難拒絕這樣的誘惑。

這樣的情形已經見怪不怪，但對學校和博物館等教育和文教機構的影響又特別令人擔憂。這些機構往往仰賴私人公司的資助來維持基本運行，資金上的缺口自然就成了有心人士眼中的破口，而天下沒有白吃的午餐。我還真沒見過哪家機構甘冒資金不足的風險，硬起來向贊助說不。我是真心希望這一切不是以學生的健康為代價。長此以往，美國將有三分之一的兒童活在糖尿病的威脅之下，其中又以非裔兒童更受其害，他們死於糖尿病的機率是白人兒童的兩倍之多。儘管如此，市場依舊繼續冷血地向學生推銷那些無益於健康的食品。

知名社運人士暨人類學家海倫娜．諾伯格霍奇在《遙遠的未來：拉達克的前車之鑑》一書中描述了一個位於深山之中，與世隔絕、自給自足的藏傳佛教祕境，在七〇年代末接觸到西方社會帶來的「文明與發展」後所發生的轉變。原本未受工業化影響的樸實聚落廣告氾濫，充斥著西方文化的聲音與影像。根據諾伯格霍奇的描述，此後的二十年間，許多年輕人離鄉背井奔赴遠地，其中一部分原因就是為了追求他們在電視和廣告看板上看到的繁華都市生活。可嘆的是，多數人最終都落得無家可歸、一貧如洗的下場。他們原本靠山吃山的傳統技能儘管珍貴又獨一無二，但在嶄新的現代都會面前毫無用武之地，而都市張牙舞爪的擴張步調更是讓他們格格不入的窘境雪上加霜。諾伯格霍奇出書的用意不在於全盤否定所有現代文明，也不認為拉達克人就該永遠過著遺世而獨立的生活，畢竟文明和社會的演化是相當複雜的議題，無法一概而論。她更多的是感嘆，在廣告的影響之下，許多拉達克人最終捨棄了對自己身分的認同，這個故事的結局既悲傷，又讓人見識到廣告驚人的魔力。

如果我們對廣告所說的一切照單全收，這種盲目的信賴相當危險，因為廣告中的一字一句都是設計來賺走我們口袋裡的每一分錢，也就是所謂的話術。如今所謂的**有機**到底意味著什麼？是**天然**嗎？既然講到有機，那**在地**又代表什麼？**公平貿易**又是什麼？當我們花了一到兩週將食物從千里以外運來，我們又該如何定義**新鮮**兩字？這些術語早已在有心操弄下失了原意，而且還會隨著用途靈活校正，更多時候，這些詞彙的定義不過隨著利潤翩翩起舞，目的不是為了釐清與說明，而是一場以行銷為主軸的表演。

可怕的是，這些術語在眨眼之間就遭到速食文化挪用，例如當飲食運動想出**永續發展**一詞作為我們闡述理念的載體時，速食文化立刻加以吸收並開始不分青紅皂白地亂用一通，見縫插針的程度令人驚嘆。可想而知，這個用語很快就因為過度氾濫而失去意義，或是呈現一種曖昧不清的似是而非。就以**無農藥殘留**、**政府核准**、**友善放牧**這三種用法為例好了，這之中有太多可以取巧的模糊空間，而像這樣模稜兩可的術語還有很多。

說也奇怪，食品工業的標準有時相當難以捉摸，他們試圖遊說相關單位，將用於產品中的某些人工化合物列為「天然成分」，例如市面上常見的高果糖玉米糖漿。標準的含混不一往往是造成用語曖昧不清的禍首。我們遵循的究竟是哪一套標準？又是由何方制定的呢？國與國之間的標準也並不統一，例如智利對有機農場的認定標準未必就適用於加州。標準的莫衷一是令所有人無所適從，而這種混亂的後果正好與設立標準的初衷背道而馳。

我知道不斷發問看起來很像是小品喜劇《波特蘭迪亞》*中的搞笑橋段，但事關吃進嘴裡的食物，我們確實有必要經常問自己以下問題：這是在地食材嗎？怎樣的範圍才算是「在地」呢？這真的是有機嗎？是由哪家機構認證的呢？舉例來說，加州有機農業認證（CCOF）的審核標準就比美國農業部（USDA）的有機產品認證更為嚴謹。至於雞肉，我們買的真的是所謂的放山雞嗎？牠們待的牧場有多大？又有哪些植被？是否有額外餵食飼料？如果有，飼料的來源是什麼？農場工人有得到公平待遇嗎？他們的權益是否受到重視？除非你本身就認識牧場或農場的主人，也知道他們的做法都合乎標準，否則以上**全部**問題，最好都要一一求證才行。

國際生命科學會是一所位於華盛頓特區的非營利組織，但多年來背後出資的大老闆皆是食品業赫赫有名的大公司，像是雀巢、麥當勞、百事可樂與百勝集團等等，市面上到處都買得到這些公司旗下生產的各式零食與垃圾食品。國際生命科學會的分會遍布全球，他們提供給各國科學家與政府官員的食品營養研究報告皆由業界資助，並試圖影響國家的食品政策，其中又以開發中國家為大宗。儘管國際生命科學會聲稱自己並非政治遊說集團，但他們與食品業之間的牽扯已逐漸浮上檯面，並且越來越受到密切關注。就在去年，《紐約時報》就揭露了國際生命科學會的中國分會竟與中國官員共享辦公空間，而該政府單位恰好負責制定兒童的健康與營養政策。知名主廚傑米・奧利佛也曾經將企業與校園間類似的利益掛鉤公諸於世，讓大家看到英國學校餐廳供應的盡是毫無營養的垃圾食品，造成全球輿論一片譁然。

我也想談談碳權（碳排放權）這個概念。基本上就是藉由捐款給促進節能減碳的環保計畫來抵銷你的碳排放量，按理說，這聽起來很美好吧？但我擔心，這項措施不過是為了減輕我們對環境污染的罪惡感罷了。就我所知，有不少環保人

＊是一部美國喜劇小品電視連續劇，故事發生在俄勒岡州的波特蘭市及其周邊地區。此劇名稱來自波特蘭市中心第五大道波特蘭大樓入口上方的同名雕塑「波特蘭迪亞」，爲美國第二大銅像，僅次於紐約的自由女神像。

士就對此抱持著懷疑的態度，例如，這樣做真的有助於拯救巴西雨林嗎？不過在現實層面，一家公司確實可以藉由購買碳權來樹立自己支持「永續發展」的形象，至於該公司的經營方式到底有沒有落實環保二字，就不得而知了。某種程度上，事情的真相總是有些說不清道不明，在沒有扎實依據的情形下，唯一能確定的，就是這些接二連三的環保理念，往往說的比唱的好聽，卻提不出有力的佐證。

我最近看了《智能社會：進退兩難》這部片，結果真是令人頭皮發麻，我們在智慧型手機和筆記型電腦上的每一次點擊都是在向網路發送訊息，而網路會解析收到的資訊並用來量身打造下一次要傳遞給我們的訊息，就這樣周而復始、不斷調整，依據我們的個人偏好和習慣投其所好。乍聽之下似乎很棒，但我們接收到的訊息都是由電腦演算法先行篩選，並依照我們的喜好和觀點加以分類，久而久之，你我就會待在各自的同溫層之中，而公共論壇上的分歧與對立會越演越烈，我擔心這種由演算法散播資訊的方式只會助長偏見，最終恐怕會撕裂我們辛苦建立的民主，誰又真的意識到電腦技術無形中的推波助瀾呢？

許多人振振有辭地表示，這年頭懂得自我推銷才是拓展事業的成功關鍵，可以說是一種必要之惡，如果少了所有的廣告、行銷活動和公關媒體在旁助陣，你的事業註定無法蓬勃發展。大約四年前，我們為了是否將「帕妮絲之家」的名字註冊為商標而爭論不休。餐廳的經營團隊除了我以外，還有一眾董事會的成員，而董事會裡的每一個人都認為我們應該保護自家招牌，可是我不這樣想。如果對面也開了一家帕妮絲之家，那我樂觀其成，也樂見顧客靠著心中的那把尺選出他們認為更好吃、更值得信賴的餐廳，這種良性競爭對大家都有益。我會把選擇權交給顧客的心，我們用真心換真心，希望每位來過的人都會贊同我們的理念、看到我們的用心，以及品嘗到美味的食物。事出必有因，如果顧客不上門一定有哪裡沒做對，再多廣告也掩蓋不了事實。

廣告真正的危害之處在於我們盲目交託信任的後果，一旦滲入文化蔚為風氣，所謂的真相還是一如我們以為的那樣嗎？商業世界的事實往往經過刻意扭曲或避重就輕，當我們錯把假象當作真實，想要明辨真假、是非、曲直就益發困難。我們身邊充斥著「假新聞」，事實的真偽取決於立場，所謂的客觀和真相變得不可捉摸。何為真？多數人同意的即為真！說謊更是成了家常便飯。這讓我們不論是在個人、社會抑或政治層面上，都難以做出明確的判斷，更重要的是，這讓我們在全球暖化和氣候變遷等重大議題遲遲難以取得進展，改革之路窒礙難行，然而我們不能再等了，在如今關乎人類存亡的緊要關頭，我們必須實事求是，做出明智的決策並立即採取行動。

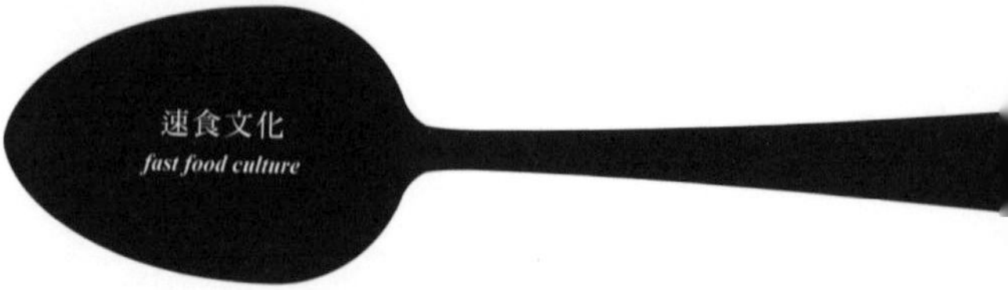

便宜

便宜就是王道，這導致我們經常把價格合理與便宜混為一談。如果價格成為唯一的考量，那品質就變得不重要了，更不會有人在乎產品對身體好不好、對地球好不好，人們只會計較東西有多便宜、這筆買賣有多划算。現在的我們已經摸不清事物的實際成本，主要原因有二：第一，沒人公開這些資訊；第二，拜補貼政策與不可說的商業花招之賜，許多產品都經歷了人為壓價。但是，我們須明白，食物的價格應該合理，但絕不能便宜——這一點，我們都應牢記於心。

圍繞在我們身邊的語言無時無刻都在強調東西有多便宜，例如「買一送一」、「一元漢堡」，或是「廉價超市」等等。亞馬遜集團在二〇一七年收購了全食超市（Whole Foods），當時的總裁傑夫．貝佐斯接手後的第一件事，就是壓低價格。削價競爭對亞馬遜這種大型跨國集團來說影響不大，他們有能力吸收價差。他們可以將損失轉嫁到更賺錢的部門來分散風險，以此製造出物美價廉的假象。這是他們拓展新客源的一貫手段，久而久之，等到大眾習慣後，就會誤把這種低價視為真實世界的常態。的確，身為消費者，我們似乎是商家削價競爭下的贏家，但對於源頭呢？對於種植和提供食物的人呢？速食文化乾脆淡化了他們的存在，人們也視而不見，大家只關心價格，反正只要便宜就好了嘛。

每當我聽到有人說「這裡賣得更便宜」，我腦海中第一個浮現的念頭就是「是不是又有誰受到了剝削」，好比說，那些在農田工作的採收工人。凡事必有代價，我們**少花**的每一分錢，都代表著在世上的某個地方，有人**沒拿到**應得的報酬。許多人都沒意識到，這些精打細算的背後正衍生出其他問題，像是環境傷害與健康問題。最終的苦果只會讓我們付出更大的代價。

削減成本的概念從源頭就開始「深耕」了。工業化農業之所以採用農藥，就是為了提高作物的生產效益，產量越高、獲利越多，相較之下成本就越低。簡言之，就是「便宜」行事。一般人不會知道農場用了哪些農藥，因為平常幾乎找不到相關標示。如果是有機作物，那麼栽種過程就必須符合美國農業部有機認證的標準，但我們並不清楚一般農產品的種植程序，也不知道他們到底採取了哪些具體措施。平常購物時，我們可以從產品外包裝找到成分標示，但這當中可不包含農藥，例如當你拿起一盒普通藍莓時，會看到包裝上大大方方地揭露栽種過程中使用的農藥嗎？雖然普通藍莓通常會比有機藍莓便宜，但其生長過程中使用的農藥卻會長期污染地下水與土壤，而這難道不會威脅到人類的健康嗎？

遺憾的是，社會大眾並未正視這個問題，也並未真正意識到為了補救，人類正在付出什麼樣的代價。我對於八〇年代時，亞拉生長素噴灑在蘋果上的情景記憶猶新，當時要不是像梅莉·史翠普這樣的大明星站出來公開呼籲，只怕我們對於農藥和其他農化藥劑的存在都還懵然未覺，更不會意識到兒童比大人吃下更多蘋果，更容易接觸到農藥。我們作為消費者都避不開農藥，至於那些長期暴露在化學物質之下，濃度累積起來可能是我們好幾百倍的農民呢？直到今天，我們還是擺脫不了這些化學物質，如果大家今後依然只是緊盯利潤，那我們就勢必與農藥問題一直糾纏下去。

大型連鎖超市的食物價格之所以便宜，是因為他們以量制價，靠著向農民大量進貨來壓低價格，對於看天吃飯的農民而言，每一年的收入並不穩定，因此有能力大量採購的連鎖量販反而是相對可靠的大客戶，致使許多農民權衡之下被迫在價格上做出讓步。這樣的交易模式固然可以替消費者省下不少錢，但犧牲的是農民辛勤付出的血汗錢。

速食餐廳一般使用的食材進價都非常便宜，品質不過爾爾，成本自然能壓低。再者，他們的餐點多半缺乏新意，基本上離不開麵包與馬鈴薯兩種食材，當然高鹽、高糖、高脂更是必備調味，讓平淡無奇的原料變身為可口美味、誘人上癮的香酥餐點。肉品本身的價格雖貴，但卻可以從飼養方式著手來降低成本，例如工業畜牧場並不是採用自由放牧的形式，牛隻無法自由自在地漫步吃草，而是統一餵食基改玉米製成的飼料。牛是反芻動物，牠們生來就是吃草的，意思是放牧吃草才是對牠們最好的方式。相反地，玉米並不是牠們原本會吃的食物，而且還會干擾牛隻的消化系統，牠們吃了玉米後會快速增胖，同時也會生病。

大約十五年前，我聽到麥可．波倫談及工業畜牧場的做法會造成穀飼牛產生病變後，我轉頭就向餐廳宣布：「我決定了！除非是草飼牛，否則餐廳不再供應牛肉。」草飼牛肉的確比較貴，而且處理起來也比較費工，為此我們還得重新學習料理方式，但我們從未後悔過。這同時也是基於健康因素的考量，因為比起穀飼牛肉，草飼牛肉所含的脂肪反而對人體有益。另外，如果配合正確的放牧方式，養牛甚至有助於對抗氣候變遷呢！

一家套用速食公式來經營的餐廳，代表他們不但使用廉價的食材，還可能苛待員工，只有這樣雙管齊下，才能供應便宜的餐點，而不論是內場的廚師或外場的服務生，都只能領著勉強餬口的微薄薪資。如今在提供內用桌的速食餐廳工作，服務生的時薪只有少少的二．一三美元（不到新臺幣六十五元），要不是靠著小費，他們恐怕難以度日；然而有些速食業員工連賺小費的**機會**都沒有。知名勞權律師薩魯．賈拉曼一直致力於維護餐廳勞工的權益，她與同樣當過服務生的演員珍．芳達、莉莉．湯姆琳共同為了爭取合理的勞工待遇而奔走，試圖喚起全國對該議題的重視。我還記得曾經在一家廉價餐館當過服務生，那是六〇年代的事了，當時我們拿到的薪水就只是象徵性的意思意思，大家都心知肚明必須全靠小費的補貼才行。這種制度真的會衍生出一大堆問題，尤其是要放下身段去拚命討好客人，無形中也造成不小的心理壓力。

我們對價格的執念招來了更多的連鎖速食餐廳和大賣場，全國上下，幾乎占據了所有大城和小鎮，逼得當地商店難以生存。郊區的土地比較便宜，因此大公司透過衛星地圖物色到合適的地點後，就會開始在這些人煙稀少的地區興建他們的量販店和大賣場，而消費者也會紛紛「捨近求遠」，為討便宜寧可放棄當地市中心的五金行或肉鋪，轉而投向好市多、目標百貨（Target），或是家得寶（Home Depot）的懷抱，導致人潮逐漸流向城鎮邊緣，真正的市中心反而慘遭「邊緣化」。現在常常聽到有人抱怨越來越難在市中心買到生鮮食品，而造成這個現象的主要起因之一，就在於郊區的大型量販店與賣場帶走了人潮，自然也一併帶走了都市內眾多小本生意的商機，最後只好關門大吉。

全球各地幾乎都可以買到便宜的加工食品。根據《紐約時報》在二〇一七年的報導，雀巢公司甚至專門聘人在巴西貧民區挨家挨戶的推銷垃圾食品。這是由於富裕國家的食品市場已趨飽和，促使這些大公司轉而瓜分起開發中國家的市場大餅，試圖引誘更多潛在顧客上鉤。隨著越來越多人脫離原本傳統的常規飲食，這些國家的肥胖問題也直線上升。聖保羅大學公共衛生學系的教授卡洛斯．蒙特羅曾說：「在流行病學裡，蚊子是傳染瘧疾的媒介，若按照這個說法，那過度加工的食品就是散播肥胖的媒介。」我舉雙手贊成，說得真是太好了！肥胖與垃圾食品之間的關聯性是經過審慎評估，且有真憑實據的，這是無法否認的事實。

速食文化鳩佔鵲巢的手段也是一流的，它們大量模仿各國菜系來搶占市場，偏偏抄襲的水準不佳，不但味道打了折扣，更是沒有正宗做法來的營養實惠。像塔可鐘這樣的速食店比比皆是，除了便宜之外，它們最大的貢獻就是讓原本富有「民族特色」的料理變成一個又一個刻板印象。為了與這些商業化的連鎖餐廳競爭，一些在地的小吃店和餐廳同行不得不迎合市面上流行的「大眾口味」，同時也免不了加入價格戰的拉鋸，為了便宜不斷壓低成本，到頭來不但沒保住真正的道地口味，連品質也犧牲了。

然而我們很難抗拒撿便宜的想法，便宜的東西總是帶來極大的心理誘惑，簡直都快成了心理學家伊凡·巴夫洛夫所說的古典制約反應，看到便宜就只想買買買。試想，我們是不是動不動就受到市面上的超殺折扣、跳樓大拍賣所吸引呢？

即使眼前那一大袋玉米片或超大盒早餐穀片並不是我們真正需要的東西，也對身體沒什麼好處，但只要正在打折，我們就會忍不住買下呢？每次去電影院時，我們也經常在售票員的殷勤推銷下點了加大杯的汽水，心裡還覺得這樣比較划算，但事實上，我們只是花了更多的錢，而原本的普通杯就夠喝了，所謂的「買越多省越多」完全就是邏輯上的陷阱，但我們偏偏還是買單了。為了撿便宜，我們最後總是吃更多、喝更多、買更多，通通都超出了自己一開始的打算。

錢向來是個棘手的話題，總能輕易挑動個人敏感的神經，因此有些話聽起來變得格外刺耳，例如「我們應該要花更多錢購買真正的食物」、「我們**買得起**的食物其實對自己和家人的身體健康都不好」，又或是「農民和相關從業人員都受到剝削」等等。每當我提出諸如此類的論點，再加上我本身一向購買較貴的有機食物，也鼓勵餐廳多多向產地直接進貨（也就是先前所提的「農場到餐桌」理念），都讓我被貼上不知民間疾苦的菁英標籤。然而有些隱形成本是消費者表面看不到的，或者可以說，是速食產業有意隱瞞。

舉例來說，人們通常不會將醫療健康成本與食物成本綁在一起，但其實兩者之間有著千絲萬縷的關係。全球大約有百分之四十的人口有過重或肥胖問題，而這又衍生出各種健康問題，例如常見的糖尿病與心臟病。許多研究都提出了「真實成本」的觀念，也就是將所有隱形成本（例如環境劣化、醫療保健支出）加總之後，你會發現，購買加工食品的成本（更貼切的說法是我們付出的代價）其實遠遠高於有機食物。人們總覺得農夫市集的定價是有心人士的炒作，但其實市面上五花八門的折扣食品才真的是商人的存心操弄。

在許多人的印象中，速食是讓自己或全家大小飽餐一頓最划算、最便宜的選擇，但這不過是速食產業長期以來製造的另一個迷思罷了。肯德基的一桶「全家餐」要價三十美金（約新臺幣九百元），其中包含了十二塊炸雞、三大份配餐和六個比司吉；直接到肉鋪購買一隻有機全雞要花二十五美金（約新臺幣七百五十元），乍聽之下好像很貴，但一隻雞可以變化出四人份的一日三餐，這樣就顯得划算多了吧？你可以把雞胸肉配上米飯與沙拉當作晚餐，另一餐做成雞肉沙拉三明治，最後再用雞骨頭熬湯做成墨西哥風味的玉米餅雞肉湯，這樣一餐又解決了。自己下廚時，利用有機食材做出價格合理的餐點並非難事，只要學會正確的做菜方式而且善用整份食材，就能為自己煮出非常經濟實惠的一餐。一旦你的廚藝越發嫻熟，就可以輕輕鬆鬆地化剩菜為晚餐，私毫不浪費。

就說我自己吧！我可以用一隻雞做出三頓飯，但身為飲食運動活躍人士的西班牙大廚荷西·安德烈斯甚至有本事把一隻雞變成六餐！重點是，你真的不用花大錢就能為自己做出營養又美味的一餐。如果還想更省一點，那不如考慮自己種想吃的菜吧。例如我的好友羅恩·芬利稱自己為「游擊園丁」，他到處開墾洛杉磯中南區的空地，在這些小菜圃中種滿蔬果，他最常掛在嘴邊的一句話就是：「自己種菜就像自己印鈔票一樣。」

如果一個人只關心價格便不便宜，那不光是食物，是所有東西都能省則省，在如此思維之下，人們便不會管買來的東西是否耐用、品質好不好，說穿了，因為真的沒什麼人在乎。便宜的東西即使用壞了也不心疼，隨手丟了就是；假如一條售價只要二十九．九九美金（約新臺幣九百元）的H&M裙子舊了或破了，我們大可直接扔掉，然後再買件新的。又譬如，大家都知道塑膠製品對環境有害，但還是用好用滿，無數的電器、玩具、家具、購物袋和包裝袋依然是由塑膠製成，為什麼呢？不就是因為塑膠的製造成本和其他材料比起來更便宜嗎？

便宜也是對商業誠信的一大考驗，如果只以壓低成本為第一優先，這樣的商品恐怕也很難做到貨真價實、童叟無欺，人們又如何判斷自己買的是否為正品呢？我們也經常被便宜的價格蒙蔽了雙眼，意識不到真正的工藝必有其價值，忘記了一分錢、一分貨的道理。我們很少去了解製造一部智慧型手機、一臺暖氣機，甚至是一座衣櫃要耗費多少時間與材料，而這樣的無知反而給了我們無限的臆測空間，到最後甚至覺得便宜才是理所當然的。

在我開始經營帕妮絲之家不久之後，我開始體會到農作本身有多辛苦，因此我對於一磅四季豆只要兩美元（約新臺幣六十元）感到不可思議，未免也太便宜了吧？我自己也有種四季豆，我太明白這個過程有多勞心勞力——要細心澆灌與觀察，還必須耐心等待收成。我花了兩個月才開花結果啊！不管是鬆土、播種或搭架，都需要花費時間與精力，結出豆莢後還要採收，然後再運送到市集去販售。只有當你親自體會到「誰知盤中飧，粒粒皆辛苦」的真諦，才會甘願多花點錢買下這些心血結晶。

自古以來，糧食一直都是彌足珍貴的，不得隨意浪費。我想，我們之所以會建立起這樣的觀念，正是因為當時的人們明白，農耕的辛勞與食物滋養身體的重要性。

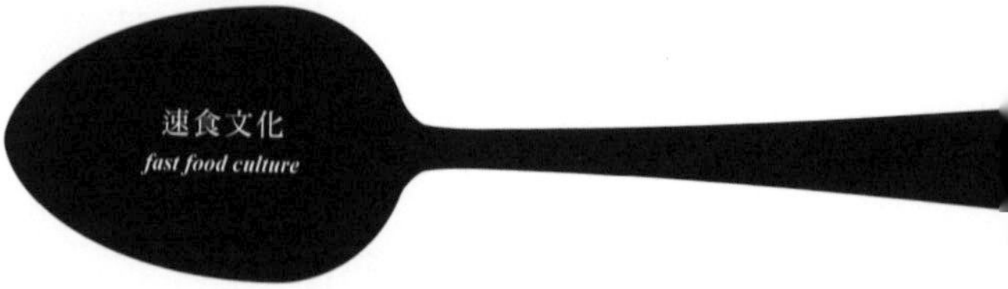

多多益善

「多多益善」這句話正好說明了人總是想要擁有更多東西、更多選擇，越多越好。盤子上堆的食物越多，你就越滿意；自助餐的菜色越豐富，就越是值回票價；大賣場貨架上的商品種類越多、選擇越多，你就越是覺得不虛此行。我們變得目光如豆，只顧著商品分量而不管好壞，甚至不斷製造浪費。凡事多多益善的這種心理，真正的隱憂是以破壞我們的環境和健康為代價。

大約在十五年前，我的其中一項工作是幫助耶魯大學改善伙食，而就在我剛開始著手進行時，我就看到，光是早餐穀片他們就準備了十種。

我不禁問：「十種穀片？」

他們回答：「對，年輕人喜歡多點選擇。」

於是我仔細研讀了這些穀片的成分，卻發現了兩件不太妙的事情。首先，這些穀片基本上都是由同一家公司所製造；再者，其中大多數都是使用相同的原料，不外乎是精緻加工穀物、糖和鹽，只是比例各有不同而已。

美國整體來說民殷國富，許多人身處富庶之地，坐擁豐富的資源。當我們隨意走進一家超市，都可以看到一條又一條的走道盡是塞得滿滿的貨架，各種食物堆積如山。在速食文化所勾勒出的國度裡，每個人都彷彿捧著一個聚寶盆，我們可以隨心所欲地選擇自己想要的東西或品牌，但其實在速食產業的體系中，許多商品系出同門，背後都是同一家大廠，就連農產品也可能是由同個集團統一栽種。看似選擇無數，實則皆為虛妄。

我大約在二十五年前參加了一趟加勒比海的郵輪之旅，這算是一次家族聚會，儘管我打從心底對郵輪沒興趣，但還是勉為其難地去了。船上酒菜供應不斷，源源不絕到了簡直離譜的地步，自助餐廳全天候開著，不分早晚隨時都有食物可以享用，從豐盛的自助早餐開始，一路到早午餐、午餐、下午茶等等，宵夜更是少不了。每當我們踏出房門，就有琳瑯滿目的美食等著迎接我們——精雕細琢的熱帶水果盤、取之不盡的雞尾酒，再加上滿坑滿谷的可頌麵包、起司以及各式冷盤，可謂應有盡有。如此奢華的珍饈美饌令人目不暇給，大家開心地心花怒放，畢竟都花了錢，當然要好好享受。

一天傍晚，我們在郵輪靠岸後來到一處僻靜的「天堂海灘」，預計去探訪一艘等比重現的海盜船。我沿著海灘漫步至較暗的一端盡頭，看到沙灘上四處散落著垃圾，有尿布、保麗龍容器、針筒和寶特瓶等等，都是之前停靠的船隻扔下的廢棄物，最後由海水沖上了岸。還有一晚在海上，當時我正在船尾賞月，突然耳邊傳來一聲又一聲的巨響，我探頭望過去，只見一袋袋裝滿垃圾的白色塑膠袋就這樣拋入海裡，每個袋子幾乎和一輛汽車一樣大，隨著夜色載沉載浮。

目前全球有許多人都深受肥胖問題所苦，而我認為這絕對與「多多益善」的觀念脫不了關係，一切皆由心態而起，讓身體承受了後果。如今肥胖問題氾濫，除了與高糖高油的加工食品有關，再來就是每份餐點的分量，而造就這一切的主要罪魁禍首便是速食產業。速食業者瞄準的就是顧客想要多多益善的心理，為此推出了不少花樣，例如超長的巨無霸熱狗、重磅雙層牛肉堡、起司加量的特大號芝心披薩等等。分量加大不過是速食業者的另一種心理詭計，你看似得到了很多食物，但其實都是空有體積卻無太多營養價值的炸馬鈴薯、澱粉與添加物，而這些垃圾食物的成本極低，他們賣得越多，自然就賺得越多。

帕妮絲之家也免不了受到這股風氣的波及，許多顧客前來用餐時，心中對於吃到多少食物才算回本已經有了先入為主的印象，因此也是抱持著分量越多越好的心態。餐廳本身自然更注重品質，但也經常面臨是否該增量的壓力，尤其是當客人盯著盤子，一臉「該不會就真的**只有**一小塊鮭魚跟幾片蔬菜吧？」的表情，更是令我們感到為難。我從來不會為了省錢而縮減或限制餐點的分量，如果只是為了好看，我大可以補上一大堆便宜的馬鈴薯，只不過我更希望客人用餐時可以慢下來，確確實實地將食物「放在眼裡」，並且仔細品嘗每一口餐點、用心感受每一下咀嚼。

值得慶幸的是，經常有人在用餐後告訴我：「我在你們家餐廳吃完晚餐後感覺很好，分量剛剛好，不會一不小心吃太多。」顯然他們不但對自己吃得飽感到訝異，更是驚喜於用餐後**舒服**的感受。很多人都認為吃飯就要吃到撐，這頓晚餐才算划算，花的錢才值得，這正是「多多益善」帶來的錯覺，我們的認知大概都跟我們的胃一樣，長期以來被過量的食物撐壞了，甚至連身體的不適都不當一回事，明明「吃飯後應該要身心愉悅」是再簡單不過的道理。

我知道有家連鎖餐廳分別在美國與英國都設有許多分店，而同樣價格的餐點在英國店裡的分量只有美國的一半，我認為這才是合理的，雖然我不確定這算不算是良心問題，但顯然英國那方並不鼓勵多多益善的觀念。

或許有人認為多多益善才是正確的待客之道，因為一位熱情的主人理應讓所有客人吃飽喝足，才能展現出身為東道主豪爽大方的氣度。的確，我們或許有逢年過節就必須盛情款待客人的傳統，也會在生日或婚禮這類重要場合設宴請客、大肆慶祝，但以往這樣大吃大喝的特殊節慶每年也不過一、兩次，現在卻成了常態，弄得我們好像天天都在過感恩節。我們經常看到籌辦活動的主辦方要求多準備一些食物，彷彿餐點越豐盛就顯得越是大方周到，他們也才會覺得夠划算。到頭來，大部分食物都原封不動，形成過度的鋪張浪費。

過度消費就會帶來過度浪費，這就是「多多益善」的根本問題，也是最嚴重的問題。根據美國農業部統計，每年光是美國本土，就有百分之三十到四十的食物遭到浪費，像是一般家庭、超市和餐廳，都不知道丟掉了多少食物。同時，根據美國農業部最新的報告顯示，有超過三千五百萬名美國人連填飽肚子都有困難，我只要一想到明明有這麼多人正在挨餓，卻還是浪費掉大把大把的食物，就感到相當心痛。甚至，另一份來自非營利組織「賑濟美國」的研究報告指出，全美有七分之一的兒童來自三餐不繼的家庭。這真是諷刺，在一個奉行多多益善的世界裡，卻有一堆為了溫飽而苦苦掙扎的人民。

全球許多人士正努力解決糧食浪費與糧食不足這兩者之間的失衡狀態，例如義大利名廚馬西默．博圖拉一直積極組建各項計畫，他成立的非營利組織「心靈廚糧」打造了許多社區廚房，利用廢棄食材與剩食烹調出營養膳食，提供給全球無數個貧困地區的弱勢族群享用。而在巴西，大廚亞歷克斯．阿塔拉同樣也在思索如何有效利用餐廳與賣場的剩餘食材，將其轉化為可口美味的飯菜。說來你可能不信，他將原本可能淪為廚餘的菜梗與菜葉廢物利用，連香蕉皮都能拿來炸！多數人在烹調時很難如此巧妙地化腐朽為神奇，主要是沒人教我們如何物盡其用，因此我們多半不清楚有些食材從頭到尾都是寶，例如甜菜葉、厚皮菜的梗與雞骨等等，都有發揮的價值。

隨著浪費的食物越來越多，我們的垃圾桶和掩埋場除了裝滿廚餘和剩食以外，還有各式各樣的包裝盒與防撞包材，全部都是長途運輸所產生的垃圾。人類都有一種「眼不見為淨」的自我安慰心態，只要將東西丟進垃圾桶或回收箱裡就可以心安理得地拍拍屁股走人，無奈這些廢棄物從不會憑空消失。垃圾實在太多了，有時候都多到無法視若無睹的地步，我想全球各大城市應該都出現過以下景象。路邊公用的行人垃圾桶爆量，垃圾堆積如山，甚至滿到了人行道上，掉得到處都是。近年來個人倉儲的出租服務越發盛行，專供大家存放用不到的雜物，而家裡騰出新空間後就可以繼續安心大買特買，真是兩全其美！紐約東河邊就有一整個街區的公寓都改建成了這種倉儲空間。這個世道到底怎麼了？我最喜愛的其中一位作家溫德爾．貝瑞曾經說過一句非常富有哲理的話：「別讓雜物多到你巴不得家裡失火。」

身為美國人，我們已經習慣了與生俱來的豐富資源，也自詡為泱泱大國，理應擁有豐裕無盡的物質生活。速食文化進一步瞄準了人性弱點，他們知道許多人在努力工作一整週後難免想放縱一下，因此不斷告訴他們應以**豐厚**的獎勵好好犒勞自己的辛勞。這時我們不但認為豐盛的物質才算是慰勞自己，更是誤以為擁有的越多才是成功的象徵，例如房間擺放的巨大電視螢幕、廚房裡的超大臺冰箱、一年亮相一次的水上摩托車，衣櫃裡更是塞滿了只穿過一次的衣服。我們房子往往也是挑大間的買，導致家中一堆空房放著生灰。

紀錄片導演蘿倫．格林菲爾在《凡爾賽女王》一片中生動地捕捉到了人們的窮奢極欲之象。她跟拍一對億萬富豪夫妻，他們倆即使在二〇〇八年美國面臨次貸危機與金融海嘯之際，依然執意建造一座號稱媲美凡爾賽皇宮的驚世豪宅，占地面積足足有九萬平方英尺（約兩千五百多坪）。這是一部出色又發人深省的紀錄片，戳破了包裝在享樂之下永無止境的貪欲。

有時候，多多益善的心態其來有自，尤其是歷經過戰亂時期的匱乏或出身於貧困家庭的人們。追根究柢，是對匱乏的恐懼造就了永不滿足的渴望。欲壑難填，而速食文化充分利用了這種焦慮，趁虛而入。

我們不需要過著毫無節制的生活，成為欲望的奴隸。我在二戰後長大，至今依然記得父母會把聖誕節所有的包裝紙和緞帶保存起來，並把緞帶用熨斗燙平，留待隔年重複使用。他們也會把用過的鐵罐收集起來、將舊報紙仔細打包，然後通通拿去回收。我們一家總共有六口人，但只有一個十八寸（約四十五公分）高的小垃圾桶，而且一週只需倒一次垃圾。父母總是耳提面命，囑咐我們離開房間時一定要記得關燈。我想我的環保意識應該歸功於兒時教養，儘管我當時根本沒想太多，我就跟所有小孩一樣，還是會想買新衣服，不願意老是接手姊姊穿過的二手衣。

當時正是消費風潮興起的五〇年代，到處都是鼓吹消費的宣傳文案和電視廣告，而我也不免俗地受到了購物欲望的驅使，因為父母而養成的節儉習慣在外來影響下似乎漸漸消失，但說也奇怪，我還是不自覺地留下每年過節時的包裝紙和緞帶，而讓我感動的是，我發現我的女兒也養成了同樣的習慣。浪費對環境造成的巨大傷害不容忽視，行動刻不容緩，我相信只要大家願意正視問題，終究可以找出適合現代社會的全新環保措施。節約愛地球，你我可以從小事做起。

多多益善的思維同樣也會影響到商業規模，就是餐廳越大越好、分店越多越好。受到當年留學法國的影響，我心中對於理想的餐廳規模自有想法，我記得當時我去過的法國餐廳都是走小而美的家庭式路線，大概只能容納三十到四十名食客，頂多再加上一個供應酒水的吧臺。我認為這樣的大小恰到好處，管理起來不至於太吃力。我實在無法想像經營超過一間餐廳會是怎樣的光景，我不但無法好好認識每位員工，更無法關照到每位用餐客人的需求。許多餐廳老闆不得不搭著飛機往返於各家分店之間，也試著在每家據點端出同樣的料理，但最後能成功展店的只有少數。

在我看來，經營規模越大，就越是依賴電腦作業和統計數據，總是缺乏點溫度和人情味，而主管和員工之間的業務交流也經常只是一封制式電子報，少了面對面的真情實感，效果也跟直接交談差很多。我在經營餐廳時，更講求人與人之間的真誠互動，也喜歡親自了解我接觸到的每一個人。我認為隨著經營規模擴大，個體就變得微不足道，最初一群人共同打拚的革命情感也不復存在，與此同時，官僚作風漸漸滋長，手握權力的高層只想要掌控一切，於是就誕生了大權在握的執行長與龐大的階級架構，每個人都隸屬於另一個人，傳遞消息時就這樣一層又一層，直到上達天聽為止。在組織這個龐然大物之前，個人是渺小又卑微的，一切運行都彷彿機械般僵硬。如今許多大公司又回過頭來追求人性化的企業經營模式，努力克服組織僵化的問題。

速食業的加盟經銷文化也是擴大經營的手段之一，大企業藉由這種形式將許多小型餐廳收歸旗下，創造出一種多樣化的假象，彷彿這些餐廳都是獨立個體，依舊保有各自特色，顯得「真誠不做作」，而且更能貼近「在地」風格，給人一種親切的感受。但實際上，所有餐廳的食材原料通常都是由同一個中央廚房統一配送，換湯不換藥，而當餐廳加盟連鎖速食品牌後，往往也需要遵照合約規定，向固定的供應商採購。為了供應足量肉品給旗下加盟店，像麥當勞這種大公司勢

必得向同等規模的大型工業畜牧場購入食材。另外像是薯條的需求量也極度驚人，因而造就了愛達荷州的馬鈴薯供應商幾家獨大的景象，這些握有大公司合約的大型企業農場不斷收購全國馬鈴薯小農的土地，最終導致小農落得無以為生的下場。

對於人們總是將拓展事業與擴大規模畫上等號，我一直都感到非常無奈。有一次我出席了一場關於農業與教育的座談會，中途按慣例出現了經典提問：該如何擴大經營規模才能讓所有學童都吃到有機食物？我不假思索地回答：不需要擴大規模。我知道在他人眼中，我的想法顯得太過天真或不切實際，但我們**真的需要**擴大農業和配送規模才能餵飽數百萬名公立學校學生嗎？這可能只是我們根深柢固的一廂情願。事實或許正好相反，我們應該屏棄集中管理的想法，並且分散供貨管道，多多支持中小型的有機農場和牧場。有些學校已經開始直接向在地的有機農家購買食材，落實多元選購的做法。這樣一來，我們就可以扶持更多當地小農，從根本上培育出新一代的多元農業經濟，並擺脫食品工業這隻一成不變的巨獸。

當要做飯給一大群人吃時，與其集中由一人掌廚，倒不如將工作分配給更多人，例如當你面對一千張嗷嗷待哺的嘴時，不如就動用十名廚師，每人負責製作一百份餐點。但是，大多數人普遍認為，要做出千人份的晚餐，最好還是交由一名大廚統籌比較好，而且為了確保餐點統一，還必須規畫所謂的流水線作業模式。再說，人們也認為讓一名大廚全權負責這種大型活動，會大大降低出錯的機率。然而根據我的個人經驗，情況恰恰相反。三個臭皮匠，勝過一個諸葛亮——料理正是如此，一群廚師同心協力的成果總是更豐富，也更有趣，團結力量大嘛。

這時或許會有人反駁，這種分散管理的模式一定會花更多錢、向當地的有機小農採買勢必會增加成本、想打破農作生產的工業化模式無疑是癡人說夢云云。這真是天大的誤會，我們一旦這樣想，就恰好落入了速食文化刻意誤導的圈套了。人們總是認為擴大經營才是最實際的做法，唯有如此才能創造經濟效益，說穿了，就是無法跳脫「怎樣才能賺錢」的既定框架。但是，只要我們一直懷抱著這種錯誤認知，就只會限制住所有討論空間，更遑論去尋找更創新的替代或解決方案。發現了嗎？多多益善的本質正是人性的貪婪。

速食文化

fast food culture

快速

速度就如同速食文化中的引擎，是推動其他速食價值觀的助力。速度不光是指事情進展的快慢，更準確地說，是快速，而且要越快越好，例如當你下了單，就會想要馬上收到商品。人人都想要立即滿足心中的渴望，並且往往會因為無法即時滿足需求而感到懊惱，我們不願耐心等候時機成熟、也無暇「三思而後行」；我們開始對事物抱持著錯誤的期待，而且注意力變得分散，極易分心。

我們都忘了，最美好的事物值得等待，也需要經過時光的淬鍊和醞釀才會臻至完美，例如耕作需要耐心等待收成，烹飪、學習語言或創業也無法一蹴可幾，還有那句老話「日久見人心」，在在說明了有些事急不得。有句話許多人也經常掛在嘴邊：「時間就是金錢」，但如果真的都以功利的角度去衡量時間，許多事物便會變得毫無意義，包括工作也會顯得枯燥乏味。

我們的飲食和文化是如何淪落至此的呢？為什麼會如此輕易就受制於效率帶來的壓力，並且處處以快速為榮呢？我想問題的答案或可追溯至一九五〇年代，也就是食品工業的崛起。在冷凍食品公司的大力宣傳之下，大家開始認為女性為一家大小下廚做飯是個沉重的負擔，因此縮短烹飪時間或完全擺脫煮飯的辛勞才能彰顯女權的進步，並將女性從繁重的家事中解放出來。的確，煮飯並不是件輕鬆事，尤其是對需要兼顧家務的職業婦女來說，更是倍感艱辛。許多美國家庭在烹調與飲食方面向來不講究，因此不難想像速成餐點對他們具有強大的吸引力，但就連深諳烹調之道、擁有深厚飲食底蘊的移民與原住民家庭，也都輕易地放棄了他們豐富多元的傳統飲食文化，轉而向快速省時的料理方式靠攏。

五〇年代的許多美國家庭已經漸漸喪失與家人同桌吃飯的優良傳統，也普遍認為下廚本身毫無樂趣可言。當時的農家也開始改種可以大量生產和易於運輸的作物，而非優先考量作物的風味和營養。速食文化猶如蝗蟲過境，不但將我們的傳統連根拔起，連帶曾經的信念也啃食殆盡，難以為繼。五〇年代速食產業的發展軌跡與當時的汽車文化有許多驚人的相似之處。例如，只要開車就能快速到達目的地，這帶給我們莫大的掌控感和自由，而這跟速食極其相似，我們同樣可以開著車直達餐廳點餐，甚至連下車都不用。如此迅速，好方便啊！

速食文化有意無意地抹煞飲食的重要性，不斷告訴大眾，我們不該把精力和時間浪費在做菜和進食，因為世上多得是更重要的事等著我們去做。於是，隨著我們的生活節奏加快，我們首先犧牲的，就是做飯和吃飯兩大民生活動。

我成長於速食文化正要萌芽的五〇年代，雖然當時母親也不免俗地買了那些標榜省時省力的家電，但一家人坐在一起吃早餐卻是從未變過的家庭慣例，因此每天早晨，我們姊妹四人都會到樓下的餐桌上，一起吃著麥片或烤麵包，有時候則是培根加雞蛋。我父親也一定會在出門上班前，與我們一同享用早餐。一起吃飯這件事在當時司空見慣，人們總能抽出時間好好坐下來，與家人同桌用餐。但是，近幾十年來，這種習慣已經隨著時代消磨，現在又有多少人會特地挪出時間，只為了跟家人坐下來好好吃頓早餐、午餐，或是晚餐呢？

許多研究指出，與五十年前的社會相比，現代人花在做飯的時間明顯減少，更多人索性完全放棄下廚，天天依靠外食過活，而且這個現象不分貧富貴賤，全民皆然。現在只要一提到下廚，我們的第一個反應幾乎都是「太花時間了」，就算是早餐也懶得親自料理，寧可隨便買一些方便帶著走的現成包裝食品，然後坐在車裡草草了事。在國內，幾乎從未跟家人同桌吃飯的兒童比比皆是，他們與家人的一日三餐，經常都是各自解決。

大約二十年前，我前往肯薩斯州的薩利納市參加「土地研究所」（Land Institute，一所非營利農業研究機構）的董事會會議，我一出機場就直奔會議地點，但同時我也飢腸轆轆，滿腦子都想著要在開會前吃點東西墊墊肚子。我一方面趕時間，另一方面在薩利納實在是人生地不熟，所以我就想，**不如試試看麥當勞吧！**基於個人理念，我已經幾十年沒吃過麥當勞了，但為了彌補資訊落差並貫徹自我飲食教育，我決定跨越這道巨大的鴻溝，而且我也好奇這次挑戰總共會花我多少時間。再說了，我真的餓到不行。我開車進入得來速通道，向對講機點了漢堡和薯條，然後結帳、取餐，再駛入停車場並停在垃圾桶旁邊。

飢餓讓我狼吞虎嚥，我三兩下就吃飽了，然後把包裝紙和吃剩的餐點丟進垃圾桶，全程只花了我六分鐘。儘管我本來就知道漢堡和薯條沒什麼營養，但我沒想到連味道都不怎麼樣，我原本以為可以嘗到某種與眾不同的風味，畢竟耳聞他們家的祕密醬料令人回味無窮，應該多少會讓我感到耳目一新才對。大概是我想多了。總之，我最後吃了個寂寞，一切都相當空虛，不好也不壞，就只是花錢飽餐一頓而已。附餐薯條吃起來脆脆鹹鹹的，其實不難明白大家為什麼會對這樣酥脆重鹹的口味上癮。速食是**名符其實**的快餐，這點毋庸置疑，但我只要想到這個產業造成的浪費便味同嚼蠟，而且這種進餐方式實在是索然無味，毫無溫度。同時，我也忍不住想，在短短六分鐘內，我到底攝取了多少熱量？整個用餐過程如同例行公事，彷彿我是到加油站為汽車加油一樣。

進食是生物最基本的生理需求之一。這是我們的一種生存機制，而非單單受到欲望驅使的行為。我們一天當中需要進食好幾次，這或許就是我們不自覺就會傾向於快速用餐的原因——我們**必須**進食才能立即滿足生存需求。我們都有過這樣飢不擇食的經驗：「我好餓，我必須**立刻**吃點東西才行」，而速食產業抓住的，就是人類的這股原始衝動。我們在飢餓狀態之下最容易上鉤，往往也無暇思考，只想趕快滿足進食欲望。

速食文化越是推崇快速，就越是貶低花時間下廚的必要性，你彷彿可以看到速食文化振振有辭地說：「換做是我，不到五分鐘就可以搞定了。」這就是速食文化的邏輯——全盤否定烹飪的價值，不管再怎麼有效率，下廚這件事本身就太占時間了，最好人人遠庖廚。為了加快餐點的供應速度，速食業的做法就與工廠流水線如出一轍，只要將食材「組裝」一番，就可以上桌了，而這些食材都是從半個地球遠的地方大量進貨，再用機器預先處理。這樣處置的食物毫無生命力可言，跟自己動手下廚截然不同，前者是死氣沉沉的半成品，而後者則是直接烹調生機盎然的新鮮蔬果。

我們對速度的要求越來越急，耐心就越來越少，例如我們無法耐著性子從播種等到開花結果，我們會選擇直接買現成的蔬果。不是所有願望都能立刻實現，但我們太急於求成了，於是不斷地追求效率，尋求各種捷徑，這種做法省略了過程，只注重結果。以我自己為例，當我上車後，我會將目的地輸入手機，然後手機就會計算出最快的路徑，讓我知道抵達市中心需要花二十八分鐘；但是，如果我不想走比較快的高速公路呢？如果我想沿著柏克萊的街道走，選擇一條車流少又美麗靜謐的小路呢？雖然這樣開可能會繞遠路，但改走其他路線或許有機會看見不同的風景或給人煥然一新的感受，並帶來更多樂趣。

如果我們永遠只是一心一意地想著目標，只怕我們會巴不得跳過中間過程直奔終點，付出的時間也只是一個數字，顯得毫無意義。一味追求速成反而會讓我們錯失食物的許多美好品質，我們不會去細細品味用餐的樂趣、不在乎美感、不計較味道，甚至肆無忌憚地製造浪費。我們認為唯有得到成果才能產生滿足感，於是拚命地向終點快速衝刺，但人生的賽跑何止一場，一旦我們抵達終點線，又會有下一場賽跑等著我們，勾著我們去追趕一條又一條的終點線。

速度具有可以挑動神經的魔力，就像坐上雲霄飛車一樣刺激。有一次我從法國訂購了一本特殊食譜，結果你猜怎麼著？隔天就送到了！真是太神奇了！一個小小包裹就這樣從巴黎瞬間移動到了我家。你是不是會想：真是魔幻，**快成這樣是怎麼做到的**？厲害！不過人們在讚嘆之餘是不會特別去想這個包裹是如何歷經層層關卡送達自家門前的，只會顧著對如此神速嘖嘖稱奇。你會在意包裹是從何處寄出的嗎？會去想壓縮運送時間對環境產生的影響嗎？我想不會，快速帶來的好處正是讓我們養成「唾手可得」思維的幫凶。所以當下次你訂的食譜晚一點送到時，你的第一個反應就是：**也太久了吧**？這時我們已經默認物流本該就是神速模式，也**理所當然**地認為可以在一天之內收到來自法國的包裹。

當一個人在快速衝刺後開始減速，會感到一股暈眩造成的不適；同理，當你已經習慣快速對生活的不斷刺激，一旦要求你慢下來，你反而會無所適從，那股油然而生的空虛感會促使你抓起手機，開始玩起拚字小遊戲。明明只是沒事找事做，但這樣打發時間反而令人**放鬆**下來。我自己有時候也荒謬到連洗澡都帶著手機進浴室，就連分開二十分鐘都無法忍受。我曾經在某篇文章讀到過，我們每天都在接受電子影像在眼前快速閃過的刺激，而這些五光十色的畫面會不斷刺激大腦分泌多巴胺，長期下來我們的大腦已經養成了習慣，導致一旦手機離身、一旦接觸不到那些快速閃動的畫面，大腦就會產生類似戒斷症狀的生化反應。我們會不由自主地渴望接受更多刺激，好讓多巴胺持續分泌。速食業者熟知箇中機制並加以利用，他們的廣告大量運用快速閃動的影像，就是為了不斷刺激消費者的大腦並迸發出讓人興奮的快感與衝動。

速度會助長孤獨感，我想這也是現代人容易感到寂寞的原因之一。例如，傳了簡訊之後，我們總是希望立即收到回覆，如果對方沒有馬上回傳，我們就會開始想東想西：**竟然過了足足一天才回我**，他們是不是討厭我？發生什麼事了？是我的問題嗎？我是不是說錯話了？於是我們陷入了無止盡的自我懷疑。每當周遭的步調慢下來，或是無法立即得到回應時，我們都難免產生不知從何而來的空虛感。就算想要懶洋洋地躺在沙發上做一會兒白日夢，都覺得是在浪費時間，彷彿做出什麼脫軌行為一樣。

我們對效率的著魔，也在不知不覺中影響到對孩子的教育，但是孩子的成長需要**時間**，急不得。揠苗助長對於孩童無益，不要期望他們能夠立即回應你的每一項指令，反之，請展現你的耐心待在孩子身旁，這份陪伴是孩子帶給我們的禮物，而他們也需要父母參與他們的每一個當下，與他們同在。我想羅傑斯先生（知名兒童節目主持人）之所以大受孩子們歡迎，其中一個原因就是他展現出了無比的耐心，證明了為人父母者最需要的就是放慢腳步，並將注意力放在孩子身上。奇怪的是，我們往往非常抗拒讓自己慢下來，但只要我們願意，境隨心轉，一切都會改變，我們也可以從陪伴中獲得極大的療癒與滿足感。可嘆的是，大人身上近似執迷的「快速上癮症」也會在無形中「遺傳」給孩子。

我們的生活裡還有哪些因為過度迷信效率而造成的「失速」現象呢？例如，醫生看診的用意在於透過與病患交談，去了解他們的身體狀況，但如今多數醫生的看診時段都塞得很滿，盡可能拉高每小時的看診人數，因此患者往往是來也匆匆，去也匆匆（順道一提，In-N-Out〔直譯為一進一出，意指來了就走〕是我最喜歡的速食店名，完全名符其實！）。另外，許多令人震驚的報導都指出，屠宰場的工人因為必須快速宰殺動物而承擔了極大的職業傷害風險，而速食餐廳的肉類食材正是來自這些罔顧員工安全的工業屠宰場（當然了，速食業者是不會主動揭露食材來源的）。在一場艾瑞克．西洛瑟與我聯袂出席的演說中，他提到了屠宰場的清潔工經常被迫在夜深人靜時打掃環境，他們多數是貧困的外籍移工，做著肉品加工業中最危險、最骯髒的工作，卻只能領著最微薄的薪資。

工廠的管理階層有條黃金定律：「產線永不打烊」，即使工作人員受傷了，那條長長的輸送帶照樣運行，工廠照常運作。在沒日沒夜的高壓工作環境中，憋尿更是家常便飯。新冠疫情肆虐期間，同樣也是這些屠宰場在工人染疫的嚴峻情形下，無視隔離規定，依舊堅持全日運作，最後成為疫情大爆發的溫床。這種追求效率到極致的醜陋面目在非常時期原形畢露。隨著越來越多工人生病，這些屠宰場終究必須做出停工的打算，而那些為加工廠供應肉品的工業養豬場眼看著金主暫時歇業，索性直接將豬隻安樂死並隨意拋棄。當時正值疫情高峰，許多人都面臨了缺糧斷炊的困境，這些畜產業者本該可以利用豬肉來幫助挨餓民眾，共體時艱。

美國職場最大的問題之一，就是不知「人性化」為何物，上班族經常都被效率帶來的高壓逼得喘不過氣，致使他們感受不到工作環境中有任何進步或自我提升的空間。長此以往，人們在日復一日的原地踏步中枯萎，工作本身儼然失去了意義。低薪、沒有發展性的工作無法讓人感到自豪或滿意，剝奪他人進步的機會無異於將人困於牢籠之中，消磨著心志，而工作也終將成為枯燥乏味的苦差事。

一講到工作，一堆人腦中八成都會浮現「又累又麻煩」的念頭，但我向你保證，真的不是這麼一回事。但是，如果你待在一個由速食文化創造與支撐的體制中，或是信奉著速食文化的教條，那或許就另當別論。工作自然不可能永遠一帆風順，儘管艱辛有時，但總歸是愉悅的，工作應該要能提供我們自我實現的機會，讓我們能夠肯定自我價值並懷揣某種使命感向目標前進，同時從付出與收穫中得到滿足。然而，速食文化的本質，或者說，這種文化之所以能夠延續，全靠剝奪與踐踏工作的意義，並拿走了發展與探索的可能性。為了追求效率，我們漸漸相信工作就該是單調又空洞的，只是沒感情又沒意義的賺錢工具，且讓我們自嘲為毫無尊嚴的社畜，每天上班就只等著下班。速食文化教導我們，應該將人性放兩旁，速度擺中間；可悲的是，我們越是活在這種工作體制下，就越是茁壯了這種價值觀，我們不經意給予的認可，最終成為困住自己的枷鎖，作繭自縛。

雪上加霜的是，速食文化一邊催眠我們，讓我們覺得工作不過爾爾，另一邊食髓知味，用所謂的「享樂與消遣」來填補人們因為工作不如意而產生的空虛感。在許多人眼中，大啖速食可以產生一種「療癒感」，另外像是電玩、電視、上網、喝酒和毒品等等，都是速食文化刻意從「工作」切割開來的「娛樂」，打的就是順勢從中大撈一筆的如意算盤。

這個世界的步調越來越快，快到我們根本來不及消化周遭發生的一切。速度是速食文化最有力也最危險的引擎，卯足全力推著我們快速前進，讓我們走馬看花般飛速略過了本該仔細思量的各種問題。我們無暇顧及食物從何而來、無暇探究食物為何可以如此便宜、無暇思考廣告商是否別有用心，最可怕的是，我們壓根兒沒有察覺速食文化中的這些價值觀正以野火燎原之勢，一步步蠶食我們的生活、腐蝕我們的心志。或許我們應該試著強迫自己慢下來，只有這樣才能真正看見——心越慢，世界就越顯清晰。我們的意識會逐漸覺醒，開始體認到當力量回歸本心，就是改變的開始。

慢食文化

看到速食文化的觸角深入我們日常生活的各個層面難免令人膽顫又氣餒，但又不失為一記響亮的當頭棒喝，督促著我們做出改變。值得慶幸的是，其實一直以來都有一股足以與之抗衡的力量，也就是**慢食文化**。慢食文化行之有年，自人類文明誕生之初就一路相隨，是自古以來便深植人心的風俗習慣，引領著我們徐徐前行。慢食文化的語言在如今聽來像是老掉牙的陳腔濫調，諸如深耕當地、樂於付出、同心協力等詞，在多年濫用與過度行銷之下，反而成了我們宣揚理念時的障礙——我們知道大家已經聽膩了。但是，既然這些語言所傳達的價值觀歷經百代傳承依舊屹立不搖，足以說明這是普遍存在於世界各地文化中的共通力量，而且都是相當淺顯易懂的道理，因此極易引起共鳴。慢食文化配合大自然的節律與四季循環，其價值觀可以說是我們每個人與生俱來的原廠設定。無論是自己下廚、吃飯，或是為他人供應餐點的業者，只要能夠秉持良心，有意識地選擇對環境友善的作物，最後一定會成為滋養自己的養分，同時也是一點一滴吸收著慢食文化的價值觀，一步一步開創出與天地萬物共存的平衡生態。

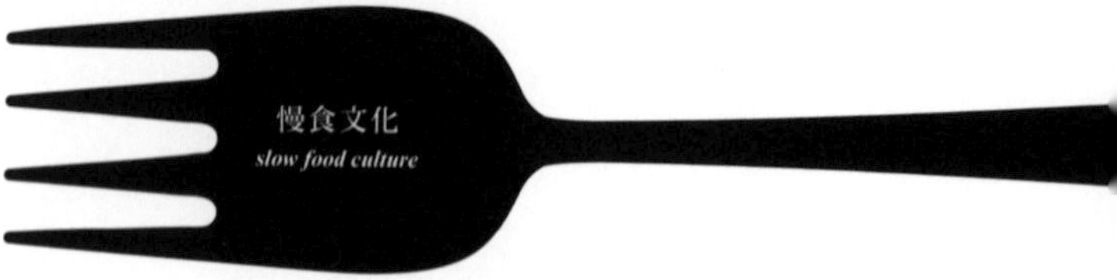

美感

美有無數種型態與詮釋，像是藝術、詩詞歌賦、音樂、建築和舞蹈等等，各有千秋。雖說各花入各眼，美麗與否有時是很主觀的感受，正所謂吾之蜜糖彼之砒霜，但我想大自然之美應該是人類共通的語言，是亙古不變的悸動。試想，讓眾人為之心醉的美麗日落，抑或當你佇足山腳或瀑布下方，抬頭仰望壯麗美景所發出的讚嘆。身處無與倫比的美麗之中，你彷彿觸碰到了大自然鬼斧神工的奧妙，那是一種人力無可匹敵的浩瀚力量，如此鮮活又神祕。美感天生就流淌在我們的血液裡，使我們的感官自然而然變得敏銳，不自覺地追尋著美麗的事物，並隨之激發出或驚嘆或喜悅的感知。不妨試試從飲食之中發掘美麗吧！你的人生或許就此展開全新篇章。

美麗是經常受到輕忽的特質，但對我來說，恰巧是慢食文化中最重要的價值觀，是所有慢食價值觀之濫觴。遺憾的是，人們總是低估了美的力量。古語有云，「美即是真，真即是美」、「情人眼裡出西施」、「美是永恆的喜悅」，這些關於美麗的名言大多朗朗上口，幾乎成了人們耳熟能詳的老生常談，不正是因為人生在世，美是不可或缺的嗎？或許有人不以為然，但我們無法否認，美麗的事物能為人生帶來力量，只要我們用心領會，自然能夠發掘美麗之中蘊含的生命力。美是我們的精神食糧，是心心念念的想望——甚至可以說，我們「求美若渴」。

我從小就對大自然的美麗有所感悟，我喜歡看著日落時分的餘暉、變色的秋葉，也喜歡從小溪中蒐集光滑的石頭，而春天時丁香花的幽幽飄香更是令我愉悅。但當時的我只把這些視作人生的點綴，並未完全領略到美麗的重要性，就像多數孩童一樣對此一知半解，有點理所當然的味道。我是在大學前往法國的期間，迎來了文化與美感的雙重覺醒，堪稱是人生中最美麗的轉捩點。當時的我就跟許多留學生一樣，去參觀巴黎的聖禮拜堂、拜讀魏崙的詩歌，並前往巴黎歌劇院欣賞大衛．歐伊斯特拉夫演奏世界聞名的貝多芬小提琴協奏曲。

現在回想起來，在眾多藝術與美的饗宴中，真正給我會心一擊的，是盤子上那小小一顆野草莓的滋味，法語稱作「**森林中的草莓**」（fraise des bois），那是我從未有過的味覺邂逅。當我們提到「美麗」一詞，往往都是直接聯想到視覺與聽覺的感官享受，但對我而言，嗅覺、觸覺與味覺卻更能留下刻骨銘心的感受。那小巧玲瓏的森林草莓生機勃勃，散發著誘人香氣，經我細細咀嚼與消化後，在實質上與我合而為一，引領著我進入截然不同的品味境界。我就此踏上了舌尖上的征途，四處追尋各種令人難忘的極致美味，這不但拓寬了我的眼界，更讓我有幸品嘗世界各地別具一格的美妙風味，領略美的真諦。

我於一九六六年回到柏克萊，目睹國內的速食文化蓬勃發展，給我帶來不小的違和感——我切身體驗到何謂真正的文化衝擊。那一年在巴黎的生活使我澈底沉浸於慢食文化之中，伴隨我的，是他們濃厚的藝術氣息與豐富的飲食與建築傳統。回國後，好像一朝回到原點，什麼都沒有改變。美國的購物與飲食文化毫無美感可言，你找不到那種燈光美、氣氛佳的精緻咖啡館與小餐館；找不到現採現賣、蔬果熟度剛剛好的菜市場；種植作物的農家更像是隱形人一樣，無從了解。雖然柏克萊當地的合作社確實有在販售有機產品，但賣相實在不佳，品質參差不齊。我向來是有機農場的支持者，但六〇年代的健康食品商店販賣的農產品，看上去像是照顧不周的放牛班孩子，任其隨意生長。

無論過去還是現在，我從來不認為美觀又好吃的食物是有錢人獨享的專利，以當時的法國來說，拜他們的耕作方式與採買習慣之賜，多數人都可以輕易買到當季又熟透的新鮮蔬果。他們將美感融入日常飲食之中，培養成生活習慣。法國的日子喚醒了我對美的覺知，由奢入儉難，要我封閉感官將美拒之門外基本上不可能，因此我開始了料理之路，這對我來說是最能貼近慢食世界並實踐其價值觀的方式。

我的美感培育全賴好友瑪婷．拉布羅的薰陶，她是我在柏克萊認識的一名法國藝術家與畫家。她非常擅長利用別人不要的二手物布置家居，營造出復古又簡潔的氛圍。瑪婷的手頭並不寬裕，但她證明了美感無需以金錢堆砌。她會去跳蚤市場挖寶，使用的全是那裡找到的陳年舊物。如果她從跳蚤市場鎩羽而歸，她就乾脆自己動手做。她會再三考慮自己做出的每一個選擇：要坐哪一種椅子？要用什麼樣的玻璃杯？外面有哪些盛開的花朵可以拿來妝點餐桌？還有那最關鍵的大哉問：要用哪些食材做飯？她有一手精湛的廚藝，做出美味亦兼具美感的料理對她而言是常識，因此她端出的每一道菜都既精緻又創意十足。瑪婷也深知節儉是種美德，而廚房正是身體力行的絕佳場所，耳濡目染之下，我第一次發現原來可以只用一隻雞，就做出十人份的餐點；她會用花圃裡種植的香草和蔬菜幫餐點「增量」，就算主菜分量不多，也照樣看起來很豐盛，最後再擺到她精挑細選的二手瓷盤上，就是色香味俱全的一餐。

帕妮絲之家剛開始營業時，我們的資金並不充裕，因此我們充分借鏡了瑪婷的做法——在兼具美感的前提下物盡其用。我們之所以採用單一定價的菜單，就是為了掌控備料所需的食材數量，以免產生不必要的浪費。我們實在沒有多餘的資金裝潢餐廳，因此瑪婷的生活智慧再度派上用場：我們從跳蚤市場購入不成套的銀製餐具、從二手商店買來幾張高背椅，然後在樓梯鋪上一張陳舊的地毯，利用東拚西湊的混搭風格，營造出隨性愜意的居家感受。

如果願意擺脫「喜新厭舊」的心態，並且不過分要求家飾必須配套或成雙成對，美麗的事物不見得要花大錢。我能把餐廳布置地漂漂亮亮也要歸功於蒙特梭利的備課訓練——只要仔細規畫桌子的排列方式與餐廳照明，就可以在顧客踏入室內的瞬間，立刻引發對方的好感。我希望每個來到帕妮絲之家的人都可以賓至如歸，就像我最愛的法國巴黎小餐館一樣，予人鄰家般的溫馨氣氛。我們的用心的確有所回報，我敢說無論是餐廳獨特的裝潢風格，或是推出的餐點口味，俱是佳評如潮。

慢食文化的另一項價值觀是「一切從簡」——凡事在精不在多，簡單就是美。由於我們都深受法式飲食文化的洗禮，因此當時經常反覆琢磨餐點的分量，最後我們設計了分道供應的套餐，而且每道菜的分量都十分精巧。當盤子上只有少量食物時反而看得更清楚，也才能好好欣賞食物之美。我在料理與擺盤方面的靈感來自於我在法國吃過的一道道美麗菜餚，以及伊麗莎白・大衛的食譜封面上一張張堪稱藝術的精美照片：晶瑩剔透的玻璃瓶裡裝著紅酒、盛著濃湯的古典陶瓷燉盅、新鮮出爐的法式長棍麵包，再擺上一盤完熟的無花果並佐以一塊切成三角形的現做羊奶乳酪。我希望帕妮絲之家的菜餚上桌後，能如同這些照片畫面一樣簡潔大方又親切，我不需要完美的擺設，而是希望能呈現出食物真實的質感。在我看來，真正的食物與其栽培方式息息相關，是大自然的恩賜，因此我一向非常重視食物的生長來源。工業耕作之下的產物就算再如何閃閃動人或包裝精美，在我眼中也不過是矯揉造作，一點也不美。

美不該只定調為膚淺華麗的表象，而是任天賦自由發揮之下的百花齊放。帕妮絲之家的廚房歷經多位廚師，也曾邀請過許多「客座大廚」前來「友情客串」，而每位料理人都有一套專屬的烹調美學。然而無論是義大利菜、印巴菜、墨西哥菜、日本料理或巴西料理，都離不開三大基本原則：用心準備、營養美味，以及重視在地精神。這些廚師各顯神通，紛紛拿出看家本領，端出一道道融入這些價值觀的創意菜餚，每一道都代表著他們獨特的詮釋，大廚們的多元背景令我們的廚房蓬華生輝，我們最是歡迎如此兼容並蓄的景象。

要怎麼判斷一家餐廳是否真材實料、餐點能否讓人回味無窮呢？在我心中，只要食物令人滿意，顧客自然就能盡興。當你看到金黃色的落日餘暉從門廊灑入，與客人心滿意足的表情交相輝映，那真是難以言喻的美景。福至心靈，你自然就會明瞭這幅畫面正是餐廳經營有道的最佳寫照，那種和樂融融的氛圍無法造假，就像是顧客與餐廳全體員工共同譜出一首最和諧的芭蕾圓舞曲。

每個參與學校菜園計畫的人都經常把「關心則美」這句話掛在嘴上，這是什麼意思呢？學校菜園最初的烹飪教室位於剛開墾的菜圃旁，是一棟既不起眼又破舊的組合屋，於是我們從頭開始慢慢收拾，讓教室從雜亂無章到井然有序。我們先將物品分門別類：研磨用的杵與臼、五顏六色的濾網、大大小小的玻璃杯等等，都各自集中收納，如此放眼望去，教室裡的用具便一目瞭然。我們希望孩子們都能輕易找到所需物品，因此盡力讓教室看起來整齊簡潔，這也有利於他們養成物歸原位的好習慣。我們將牆漆成柔和的暖黃色，然後將窗戶洗刷乾淨，同時還請當地工匠用混凝土精心打造了堅固的桌子，並將灰綠色的桌面仔細打磨拋光。為了裝飾空蕩蕩的牆面，我們又掛上了許多跟植物有關的懷舊海報，而身為藝術家兼學校菜園指導教師的艾絲特·庫克更是靈機一動，在教室裡設置了一處聖壇，讓大家可以擺放當天從菜圃採收的蔬果和鮮花。

我想每個踏入烹飪教室的人，腦中最先浮現的念頭就是「多麼美麗的空間」，他們能充分感受到那股歡快的氣氛與豐盛慷慨的心意，一切是如此的多采多姿。孩子們也喜歡待在這個空間，常常在放學後留在烹飪教室裡做功課。「關心則美」的用意在於透過實際行動，例如在聖壇放上一籃鮮採的橘子或一束可愛的小花，讓學生知道有人時時刻刻都在關心著他們、為他們細心設想，讓他們知道自己被愛著、被放在心上，為他們創造一個安心的教育環境。無聲勝有聲，千言萬語都不如一顆美麗的真心。美麗也不等於奢華，許多時候樸實無華的用心更顯美麗，像是送上一小把剛摘下的覆盆莓、在午餐便當裡悄悄擺入幾枝盛開的迷迭香，或是在晚餐時點上幾根浪漫的蠟燭。

美感如同我的第二生命，導致我幾乎到了眼裡容不下沙子的地步，我深知速食文化的破壞力驚人，因此一向小心提防無所不在的滲透危機，若要去偽存真、揪出潛伏的速食惡勢力，美感正好是絕佳的試金石。我們每天的生活總是有操心不完的大小事，美感的重要性就越變越低，若是將生活中的各種需求按輕重緩急排序，美感可以說是無關緊要。速食文化漠視美的重要性，再以花言巧語重新定義美的價值，並順水推舟，大肆渲染便利性、一致性與快速等速食價值觀的好處，而我們也糊里糊塗地照單全收，導致我們的美感頻頻失靈。失去美感也會失去感受幸福的能力，生活變成只是為了生存拚搏，宛如一潭死水，甚至足以影響生命的存亡。

我們都知道美麗的事物可以使人感到幸福，但為什麼會說「美麗與否攸關存亡」呢？溫德爾·貝瑞曾經提及：「只要看看自己住的地方是否美麗，答案不言而喻，醜惡滋生之處，必有剝削與枯竭之象。」這句話說明了，美感不單單只是感官的覺醒與對美的欣賞，更是世間萬物是否圓滿運行的依據——美麗，代表的是生機、是興旺、是健全，是天地間的生生不息。我們對土地的悉心照料與保護，會讓大自然以最美麗的形式滋養茁壯，也是人類善盡責任後最好的饋贈。種什麼因、得什麼果，關心則美，不過如此。

當我們看到極為美麗的事物時，會由衷地生出讚嘆與敬畏之情。當美麗驚豔了我們的雙眼，心中那道與大自然之間的藩籬也會消融瓦解，我們會意識到，儘管美麗由不得人力掌控也無法輕易解讀，但那股超然的力量是真實存在的，並且對我們一視同仁。麥可・波倫在著作《改變你的心智》中提到，敬畏是人類的基本情感，甚至會促使我們做出無私的利他舉動，只為了回應高於自我的召喚。他寫道：「那更高層次的力量或許來自於社會集體意識、來自於大自然，也可以是來自精神世界，其壓倒性的力量會讓我們感到自身之渺小，克制住自私自利的狹隘想法……學會敬畏或許就是自我中心的最好解藥。」我想美麗之所以如此重要，是因為我們會不由自主地感到快樂，而我們每一次的肅然起敬、每一回的嘆為觀止，都會讓我們變得謙卑，也更願意卸下防備、敞開心扉，學會互助合作與換位思考。

百善美為先。只要我們願意，就能夠在日常生活中時時以美麗的事物滋養自己，要相信美麗是可以創造的，也是生活中不可或缺的重要元素。要將美麗融入日常生活中，最簡單的方式就是從三餐著手，食物擁有打開心靈的無窮潛力，我們不但能夠品嘗到喜樂的滋味，還可以從與人共食的交流互動之中，獲得撫慰身心的力量。我之所以敢如此肯定，是因為這都是我的親身經歷。每日一起煮菜吃飯，本身就是一場美麗的體驗，這樣的情景天天在我的餐廳上演，看了五十年也不厭倦，再加上全球成千上萬的學童，在過去二十五年以來，也用行動證明了共煮共享絕非空談，而是全方位滋養身心靈的饗宴。

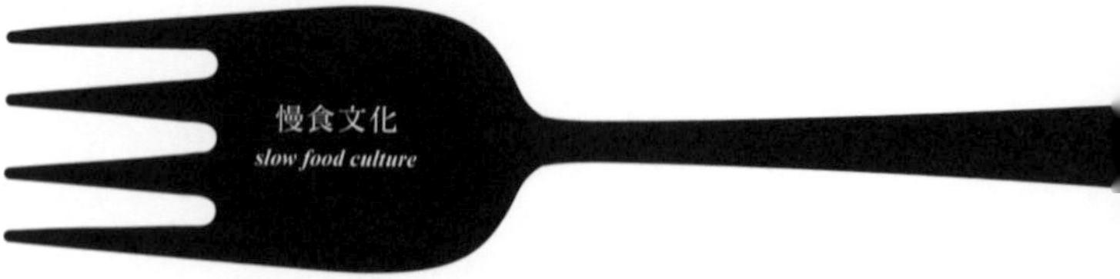

生物多樣性

生物多樣性的意義在於鼓勵我們大方擁抱天地萬物的多姿多采，並且不斷向我們展示，越是擁有多元特質的體系，就越能顯現出繁盛強大的面貌，不但更能適應變數，整體資質也更加優異。多樣性與一致性恰好相反，每個物種各有所長，並且各司其職，而這些獨一無二的特徵會交織成強大的生態網絡。多樣性蘊含著生物間對彼此的理解與欣賞，自然而然地演變為相互接納、合作並且和諧共處的地球村。

英國廣播公司的經典紀錄片系列《地球脈動》向來廣受歡迎，而我也是忠實觀眾之一。這顆星球到底有多美就不用我多說了吧？地球上豐富的生物多樣性令人嘆為觀止，亞馬遜叢林裡千變萬化的各種蝴蝶翩翩飛舞，還有世界各地種類繁多的針葉林，就連小蜜蜂都有數以千計的物種。生物的多樣性使我們得以一窺天地間的浩瀚無垠，以及生命令人目眩神迷的繁複多變。

食物種類的多樣性尤為令我著迷不已，其豐富程度當真是變化無窮。我最近在田納西州看到兩種從未見過的莢豆，其色澤五彩繽紛，讓我迫不及待地想把這些豆子帶回餐廳的菜園，看看是否能夠適應加州的環境。世間真是處處有驚喜，我又多認識了兩種豆子，學無止境啊！每次有新發現都會立刻勾起我的好奇心，讓我內心澎湃，我簡直等不及想嘗嘗味道。幾乎所有蔬果都可以帶來這種新鮮的小驚喜，例如胡蘿蔔除了市面上常見的橘紅色，其實還有奶白色、酒紅色，以及明亮的檸檬黃等等。當這些五顏六色的品種打破你對「紅蘿蔔」的刻板印象後，會產生一種如夢初醒的新奇感受。若是將食物的多樣性應用在烹調上，餐盤彷彿成了揮灑藝術的畫布，白色和紫色的蘿蔔就是你的顏料，而你就是掌廚的魔術師，只要運用巧手，製作出引人入勝的美麗沙拉，用餐的樂趣便層出不窮——在那瞬間，你打動了食客的心。

我在經營帕妮絲之家時，曾經一度將食物的多樣性置之腦後，當時的我只顧著留意肉類的有機來源，卻忽略了品種的重要性。我一直堅持使用有機的放山雞，並且會去追溯雞隻的飼養方式、是否受到善待，還有牠們食用的飼料來源。電影《肉食者》上映時，也是我第一次接觸到養雞專家法蘭克．瑞斯飼養的傳統品種火雞。我經營食品網購商店「傳統好食」的朋友派崔克．馬丁斯跟我說：「我想要妳吃吃看法蘭克養的雞。」然後便寄來了冷凍的火雞肉。說實話，我實在很懷疑冷凍火雞能有多好吃，但就在我吃下煮好的雞肉後，簡直驚為天人，他們家培育的火雞跟市面上的比起來是天壤之別。工業畜牧場為了方便管理，一律採取統一標準的飼育模式，他們養出來的動物，每隻都又肥又大，並且從未受到妥善對待——而我們也就一直吃著這種差強人意的肉食。動物的餵養方式是否符合人道標準與飼料來源固然需要我們的高度重視，但保育傳統品種也是值得關注的重點。我們在學校菜園養的雞有六、七個品種，牠們成天都在園子裡自由自在地跑來跑去，下的蛋也是色彩斑斕，有藍色、淺棕色，其中一些還有可愛的斑點。孩子們從未看過如此繽紛的雞蛋，每每看到新顏色總是嘖嘖稱奇。這些雞蛋不但在外型上深受孩子們青睞，味道就更不用說了，比起普通雞蛋絕對是更勝一籌。

Terroir一詞源自法語，傳統上意指培育葡萄的「風土條件」，通常形容某些生長於特定土壤與氣候中的葡萄擁有更佳的風味，釀造出來的葡萄酒自然也更加香醇迷人。風土所養育的，是單一植物品種與環境中多重要素結合之下的成果，而不同地區的風土品質皆自成一格，例如同樣是黑皮諾葡萄，但奧勒岡中部所出產的葡萄，在風味上就與生長於西西里島火山土壤中的葡萄相去甚遠。常常有人問我最喜歡哪一種蕃茄，我就會告訴他們，我最喜歡加州教皇谷東側的「紅配綠葡萄莊園」在炎炎八月時所採收的旱地耕作蕃茄，它還有個叫做「早熟女孩」的可愛名字。我知道這個回答太過鉅細靡遺，但確實是我百分之百的真心話。那個時節、那個地點、那個品種的蕃茄就是我心目中的完美組合，風味一絕，無可替代。

「髒髒女孩農園」的「早熟女孩」旱地蕃茄生長於海岸旁的半月灣，在味道上也不遑多讓，但整體風味呈現還是跟我最愛的那家早熟女孩蕃茄略有不同。我在挑選「最愛」時會一併考慮許多因素，包括種植地點、栽培方式，以及採收時節，也難怪我一直無法在北加州這裡種出令人滿意的義大利聖馬札諾番茄。我想，義大利的農家畢竟有超過三百年的反覆試錯經驗，這期間累積的農業知識可不是蓋的，他們才是最了解聖馬札諾蕃茄、最知道哪種耕地適合的人。由此可見，食物的歷史傳承與傳統對於多樣性和風土的保育工作有著非同小可的地位。

或許加州已經有人研究出最適合聖馬札諾蕃茄的栽培條件，只是我一直無緣得知罷了。

卡羅·佩屈尼稱農夫為「土地的智者」，對於像我這般的普通人，往往需要經過一番長時間的摸索，才能找出最適合種在自家小花圃的適配品種，這期間我們會碰上各種問題：什麼品種產量多又好吃？哪種植物最能適應我家這區的氣候條件？而對於世代務農的人家而言，這些問題經過他們年復一年的精密校正，方可收穫珍貴的心血結晶，那是他們勤勤懇懇、代代相傳的耕耘經驗，也是值得我們好好珍惜與支持的傳統智慧。

他們深耕多年，對於當地風土環境有著極為豐富的經驗與知識，因此每當我們以工業化農牧的產物取代一種傳統作物或在地物種時，就等同於失去一座寶貴的知識庫。我們損失的，不僅僅只是與作物本身有關的知識，而是連四周的生態結構也一起遭殃。舉例來說，傳統英國農業以灌木作為天然綠籬，雖然看似只是田野間的簡單屏障，但實則是孕育生物多樣性的避風港，其中棲息著無數鳥類與益蟲，與周遭作物或附近放牧的動物皆保持著親密的互利關係。總體來說，這些綠籬不但可以促進生物多樣性的蓬勃發展，還能有效防風，並成為劃分土地的天然邊界。與其在學校或一般建築周邊築起人工柵欄與圍籬，何不栽種一些天然綠籬呢？

紐約名廚丹．巴伯為了填補傳統作物品種流失的缺口，特地設立了「第七排」（Row 7）種子公司，並與遺傳學家合作，共同研發與培育各式美味又營養的蔬菜，試圖挽回許多美好的風味。過去六十年來，農業在工業化的影響下，捨棄了美味，改為大量生產耐摔耐放、方便運輸的蔬果，而丹的做法正是在撥亂反正。他的種子公司培育出一種會在成熟時變色的南瓜，讓農民可以精準掌握採摘時機，這可以算是仿效孟德爾雜交實驗的一種基因改良，並且秉持著同樣謹慎且盡責的良好態度。在過去，要開發並栽培出一個新品種，需要長達七十年的時間，但如今在現代電腦科技與數位感測器的輔助下，可以非常精準地偵測出作物的授粉時機，因此大幅縮減了研發時間，不到十年便有新品種問世。水能載舟，亦能覆舟，我領悟到只要應用得當，電腦科技也可以成為有機栽培的溫暖助力。

每年的九月是柏克萊的無花果季，但產季只有短短數週，因此我每次必須抓緊時機，才好從家裡附近採到幾顆嘗嘗。我很少摘到完全成熟的無花果，但有次散步途中，我在附近發現了一棵未知品種的無花果樹，上面結著一顆顆小小的、色澤發紫的果實，真是踏破鐵鞋無覓處，得來全不費功夫——美味極了！由於柏克萊當地的氣候限制，我一直以為這裡種不出真正香甜可口的無花果，但事實上，大自然是個錯綜複雜的花花世界，多得是我們從未見過的品種，就算是自己熟悉的市區，也會有意想不到的驚喜。我們不一定要深入人跡罕至的原始荒野，才能從那些未知品種中去見證生物多樣性的存在，很多時候，奧妙其實就在我們的眼皮子底下，不管是城市、郊區，或是道路兩旁，都有著無限可能，即使是一塊雜草叢生的空地，都可以自成一方生態豐富的小天地。

令人欣慰的是，無論身處市區還是鄉間，都可任你自由探尋隱匿其中的多元生態，想要深入認識環境，不妨由認識周遭生物的多樣性著手。「覓食」是帕妮絲之家的初始技能之一，也就此決定了餐廳自力更生的調性。早在七〇年代之初，我們就會去海灣附近採集野生茴香，這可以在烹調時用整株香草將魚包裹起來去腥增香，也可以將種子磨碎製成香料，或是將根莖與柴火一起燃燒，一樣能夠增添魚肉的香氣。我們搜羅各種食材，像是黑莓、蕁麻、馬齒莧等等，就像是一場尋寶遊戲，你永遠無法預料有哪些食材正等著你去挖掘。在餐廳早期，我們還會去海邊的岩壁上挖淡菜呢！蘑菇一直以來都在我們的採集名單上，基本上，有些野生蘑菇一般是買不到的，還是得親自去採才行。世界各地都能找到鮮美的野生蘑菇，但是我必須提醒大家，務必要在真菌專家的陪同或協助下謹慎採集，以免誤食毒菇。只要小心行事就毋須過度擔憂，盡情享用吧。

綜合嫩葉沙拉讓我們見識到了多樣性美麗的一面。Mesclun一字直譯有「混合」之意，這種沙拉是由七種以上的鮮嫩綠蔬混合而成，最早源自於法國，所用食材皆是生長於南法的野菜，包括芝麻葉、蒲公英、香葉芹、菊苣，再搭配各式脆嫩的萵苣。這些野菜口感鮮脆扎實，有些還帶點苦味。我第一次吃到這種嫩葉沙拉是在七〇年代的法國尼斯，當時尼斯也是全世界唯一供應這種沙拉的地方。

在美國，沙拉的做法相對單調，通常是在捲心菜淋上超市現成的沙拉醬而已，或者頂多在凱薩沙拉裡多放上一些蘿蔓生菜吧！當我嘗到嫩葉沙拉時，那種豐富的口感與滋味讓我又驚又喜，新鮮生菜與蒜味鯷魚油醋醬的完美結合，讓我的每顆味蕾都雀躍不已。我對於那樣的好滋味念念不忘，甚至喜孜孜地在法國買了一堆生菜種子，然後在自家後院種下滿坑滿谷的各色萵苣，自那之後，嫩葉沙拉便成為帕妮絲之家的元老級招牌菜之一。

近五十年以來，綜合沙拉已逐漸晉升主流之列，也越來越受到大眾歡迎，說明了沙拉已經揮別單調的搭配，變得越來越多樣化，也代表美國民眾不但樂於接受各式生菜，更是學會欣賞每個品種的獨特味道和口感，這樣的轉變著實令人感到欣慰。儘管許多民眾開始在自家後院種起嫩葉沙拉常見的原種生菜，大型的萵苣農場也在此時嗅到了商機，他們草草調查一番，便急不可耐地推出了膚淺的商業產品。這個充滿商業氣息的成品並未抓到精髓，跟我在七〇年代吃到的嫩葉沙拉比起來，多少有點東施效顰的感覺。

現在超市販售的綜合生菜不但裝在塑膠盒裡，味道也平平無奇，既沒有野菜的獨特風味，甚至吃不出那微苦的醍醐味，連搭配的生菜種類也毫無新意，完全無法重現嫩葉沙拉那種驚喜連連卻又融合得天衣無縫的美妙滋味。我對於他們這種移花接木的手段確實頗為不滿，我不是個愛往臉上貼金的人，但Mesclun這個外來語能夠融入美國文化，多少有帕妮絲之家的一份功勞在，我們是最早引進嫩葉沙拉的餐廳，也是帶起這股風潮的推手之一。直到今天，這道沙拉的人氣依然居高不下。或許正是因為有此淵源，我才會如此在意嫩葉沙拉在商業操弄下淪為純粹的生財工具。

特殊品種的保育並不是一種隨隨便便的消遣或外行人可以隨意插手的淺薄專業，也不僅僅是為了美觀因素或是出於對新口味的好奇。作物的多樣性是確保我們遠離糧食危機的關鍵。氣候變遷對植物造成的影響不容小覷，因此如何適應變化多端的氣候便是農業發展的頭等大事。植物的種類越豐富，我們擁有的基因庫就越龐大，這大大的提高了我們找到耐旱基因的可能性，未來就會有更多植物能夠對抗極端氣候並存活下來。如何保障糧食安全是當代面臨的最大挑戰之一，為此，我們急需加強鞏固生物的多樣性，唯有深入研究並展開保育行動，才是眾多物種存續的希望。

作物完整的成長週期始於發芽、終於收割，這一切都是從一顆小小的種子開始。自古以來，我們一直都有保存種子的習慣，並且彼此交換、互通有無。一顆顆的種子如同天然的迷你基因庫，是我們賴以生存的根基，如今便是透過世界各地的種子銀行加以精心保存。這些種子銀行蘊藏著數千年的農業知識，值得我們用心守護，甚至可以說，植物種子的保衛戰是當代農業最重要的任務之一，我們責無旁貸。我的記者朋友馬克．夏皮諾是《不屈的種子》一書的作者，他告訴我，伊拉克曾經擁有一間全中東舉足輕重的種子銀行，但是在二〇〇三年的伊拉克戰爭期間，種子銀行鄰近的阿布格萊布地區遭到戰火轟炸，極有可能波及銀行本身的建築物。伊拉克的科學家深知這些種子的重要性，因此爭先恐後地想要在銀行澈底遭到摧毀前將種子搶救出來。

他們最終成功將種子運送到敘利亞的阿勒坡，那裡的種子銀行同時存放著數十萬顆種子。然而，隨著敘利亞的戰事升溫，科學家只好在二〇一二年時另尋出路，他們竭盡所能地力保大多數的種子，並在能力範圍內將種子再度移轉到黎巴嫩的種子銀行，然後安放至今。肯薩斯州近年來乾旱頻頻，最近又有一場大旱降臨，令人相當擔憂，因此肯州大學的當務之急，就是找到具備中東地區耐旱能力的種子。猜猜看最後是哪裡的種子解了肯大的燃眉之急？當然就是黎巴嫩的種子銀行。農作物的種子一直以來都是人類共享的資產（至少在孟山都公司開始大肆申請種子專利前向來如此），說是我們的生命之源一點也不為過。

每隔幾年，國際慢食協會都會在義大利都靈以「大地之母」為主題，舉辦一場友善平和的交流活動，來自一百五十餘國的五千多人齊聚一堂，彼此分享作物種子與自家特殊的蔬果品種，同時交換耕作心得，互相切磋與學習。所有與會者都致力於保存傳統飲食文化與飲食風味，用實際行動展示對抗速食產業的決心。這樣的一期一會也是全球人類對於生物多樣性的響應，會議中集結了世界各地的廚師、農友、工匠和倡議人士，大家相互交流，分享各自的栽培和烹飪經驗。無論是哪一種烹調和農耕文化，在飲食健康方面都有其獨到見解，也各自發展出不同的美味、形色各異的美感，以及各種經濟實惠的料理和作物。

當多元文化互相碰撞，往往可以激盪出更為燦爛的火花，而最終自然是全體人類受益，這也是為什麼我們必須了解各種飲食傳統，並從中拆解出有利於穩健發展的元素。就好比我現在正逐步收集各地飲食文化的資料，試圖從中找出適用於我國日常飲食的基礎食材，而我的最大目標，還是希望可以改善學童的營養午餐。其他文化有許多值得學習之處，例如我們可以找到許多讓人吃得飽、吃得巧還不用花大錢的錦囊妙計。營養、美味、實惠是可以共存的，雖然當前的飲食環境面臨眾多難題，但只要我們集思廣益，相信老祖宗們的傳統智慧不會讓人失望。

身為環保主義者的印度物理學家范達娜．席娃曾說過：「千篇一律不是自然規律，多樣性才是自然天性。」雖然她主要是指農業，但同樣的道理也適用於人類，只要去了解生物多樣性所代表的意義和價值，你會慢慢領悟到，世間萬象——一草一木、一人一物都可以發揮作用，因為天生我才必有用。我們也可以藉由生物多樣性悟出另一個道理：各自為營不過是一盤散沙，沒有生物能獨立存活於世，唯有互助協作、互利共生，才能迸發出一加一大於二的強大力量。

慢食文化
slow food culture

當季尚青

相信每個人都能明確感受到季節變換以及四季對日常生活的影響，照理說來，我們不但應該配合著四季更迭的節律過活，同時也應該攝取當季的食物。但是，很少人會注重季節與糧食供給之間的關聯性。當我們選擇當季的食物，便意味著我們實實在在地跟隨著當地的生命循環，從發芽到破土，歷經成長，再到開花結果，然後凋亡、回歸塵土，最終在寒冬來臨時進入休眠，之後再次迎來新生。四季是渾然天成的老師，讓我們從摸索中學會耐心等候，並培養出敏銳的洞察力，幫助我們判斷自己所處的時空。更重要的是，教會我們如何與大自然和諧共處。

在帕妮絲之家成立之初，我就非常重視食物的風味，也一律使用最新鮮的食材，相較之下，我反而沒有特意採買當季食材，也沒那麼在意節令。我們會在夏天時供應冷湯，也會在冬天時端上暖呼呼的熱湯，但整體而言，我們將大部分的精力都放在琢磨傳統菜餚與菜單設計上，雖然天天都會更換菜色，卻不能完全說是為了配合時令。嚴格來說，這更像是一種腦力激盪，因為餐廳在七〇年代初期的菜單都是固定價格，所以我們絞盡腦汁換著花樣，讓每晚的料理推陳出新，盡力地帶給顧客新奇有趣的感受，希望大家都能吃得滿意。但這完全不是一件容易的事。

當時，我們在製作甜點時會更加傾向於採用當季食材，但並不是有意為之，我們那時候的想法比較像是：「老天，今天進貨的水果感覺不太對，還是改做杏仁塔好了。」事實上，當時我們每天都在應對節令帶來的無形影響，只是差了臨門一腳便可豁然開朗，而那個轉折點，就是我們不再視季節為阻礙，而開始擁抱當地節律的時刻。我們開始專注於當季成熟的食材，用最完美的風味帶給客人驚喜，甚至可以端出他們意想不到的水果或蔬菜。採用當季食材讓我們的每日菜單更有活力，直到今天，我們設計菜單的靈感可以說是完全跟隨著季節的腳步才得以屢屢迸發新意。要我說，失去季節的引導反倒會使我迷失方向，我實在是想不出還有哪種更好的菜單設計方式。

農友鮑伯．肯那德照亮了帕妮絲之家的烹調之路，是促使我們開始全面採用當季食材的關鍵人物，這就不能不提他的農場裡那些生機勃勃的蔬果，也是我們的進貨來源。在七〇年代末期，我拜託父母在當地尋找一家可以長期與餐廳合作的永續經營農場，我們每週都需要大量進貨，因此希望這家農場可以穩定供應大部分的農產品。我爸媽在當地至少參觀了二十五家農場，最後看中的就是鮑伯家的農場。我爸第一次拜訪鮑伯的農場時，他眺望著田野，卻沒有看到預期中應該成列生長的作物。問題來了，鮑伯到底在種什麼？我父親一直以來都相當自豪於自己精心修剪的花園及打理得一絲不苟的草坪，因此在他眼裡，鮑伯的農田看起來就像是雜草叢生的荒野。鮑伯帶著他在田野裡信步遊走，然後把雜草隨手撥開，從土中挖出了一根美麗的胡蘿蔔——我父親表示他從未看過如此與眾不同的胡蘿蔔，味道就更不用說了，只能用超凡脫俗來形容。這趟走訪之行澈底顛覆了我爸的商業與農業認知。

剛開始與鮑伯合作時，我們發現他的農場並不會一年四季都固定供應我們所需的某些作物，這讓我們大失所望，但我們很快就調整了心態，原因無他，鮑伯**按照時節**供應的食材實在太出色了。他的部分優勢來自於索諾瑪地區半濱海的特殊氣候，另外就是他對於蔬果的種植時機瞭如指掌。有時候收到他送來的蔬菜還會讓我們嚇一跳，因為那完全是出乎意料的當季作物。鮑伯家的蔬菜給我們上了扎扎實實的一堂課（例如他們家在冬天出產的胡蘿蔔或菊苣竟然可以如此美麗又可口），這些食材讓我們茅塞頓開——原來，無論我們身處哪個季節，都各有不同的食材風味等待我們去發掘，也總有美妙的新發現。

當季蔬果的熟度相當關鍵，恰到好處的熟度往往只在細微差距之間，需要仔細辨別才能抓到完熟蔬果的精妙之處。例如，酪梨按壓時的回彈手感、布倫亭杏桃蒂頭附近的顏色，或是百香果的細緻香氣等等，務必要觀察外觀、細細品味，或是從香氣著手評估。我覺得在餐廳運用各種辨識技巧是一件非常刺激好玩的事，而且多年累積下來的經驗讓我越來越得心應手。能夠深入了解不同層次的風味不但深具學習價值，而且總是讓我心情愉悅。辨識技巧並非單純判定蔬果的**好壞**，而是必須透過反覆試驗並從錯誤中學習，才能準確抓住熟度的奧義——簡單來說，就是藉由一次又一次的品嘗，「吃一次，長一智」。

想要真正弄清楚蔬果成熟的時機，還是得自己親手栽種過才行。通常在院子裡種菜或有果樹的人家（在逃生梯上種蕃茄或香草也算），也是透過自己親力親為的嘗試與學習，並且花了好幾季的時間才會慢慢開始抓住訣竅。例如，那些參與學校菜園計畫的孩子現在之所以能夠準確判斷覆盆子莓和桑葚的成熟時機，就是歸功於他們在反覆試驗與摸索中學到的知識與經驗。誰能想到，這些孩子原本對桑葚根本一無所知呢！但是後來，當八月中旬的新學期開始後，他們會在第一堂的自然科學課就直奔花圃，尋找那些熟透的桑葚——那對他們來說太有吸引力了，屢試不爽。

或許有人認為只吃當季作物相當不切實際也很難做到，也有人覺得改變原本的飲食習慣，將自己一年四季都在吃的食物拒之門外有些矯枉過正。這是因為我們已經習慣隨時隨地都能取得無窮無盡的食物，好比我們會期待全年都能買到原本只在夏季盛產的食物，全然罔顧這種現象根本違反大自然的運作方式。

我一直不厭其煩地提醒著大家，就是因為當你一年到頭都只吃著那些從地球另一端空運而來、或由工業溫室所培育的次等蔬果，你等於永遠沒有機會真正嘗到當季蔬果該有的熟度與美味，也永遠不會知道正值產季的蔬果該有的樣子。你會覺得，反正吃起來都差不多，一切都平平無奇，因為你已經不會再花心思在飲食來源上了，進食只是一種不加思索的行為。放下「任何食物都該源源不絕地隨時供應」的想法不代表我們的選擇就會變少，其實正好相反。我們捨棄的，只是平庸的品質，吃得廣不如吃得巧，如此我們才有餘裕迎向更多、更好、更新的選擇，真正解放味蕾。

我聽過另一種對當季飲食持反對立場的論點是，如果我們都只依賴當地生產的作物過活，那勢必會有某些地方的食物不夠吃、養不活這顆星球上的每個人。我不認同這個說法。在我看來，反而是由當地小農組成的供給網絡，才是**真正能夠**永續發展，並且**確實**餵飽每張嘴的唯一途徑。然而，總是有人說「妳說得倒是輕鬆，那是因為妳住在柏克萊啊！那裡四季如春、物產豐饒，但我住在緬因州，這裡寒冬漫漫，能吃什麼？」我不否認自然條件的限制著實有其難處，而加州的氣候也的確得天獨厚，有些蔬果即使是冬天也能在戶外如常生長。鮑伯出類拔萃的農場就是最好的證明。身在加州的我們，何其幸運。

但即使天候條件惡劣，還是有辦法取得當季食物，只是我們長期以來過慣了不分節令的飲食模式，以至於忘記了從古至今，人們為了保存食物所發明的各種烹調方式和傳統做法；諸如鹹魚乾、臘肉、泡菜、醃蘿蔔、罐頭蕃茄或水蜜桃等等，或是將在地品種製成乾燥豆類、扁豆、義大利麵、米、香料、堅果和果乾並運用在料理之中，都讓我對古人保存季節糧食的全能智慧讚嘆不已。曾幾何時，也才六十年前吧！食物保存幾乎是家家戶戶的必備技能。在我為數不多的童年印象裡，其中一件就是我母親會在廚房準備過冬的儲備糧食，像是南瓜、糖漬大黃罐頭和蘋果醬，然後儲藏在我們紐澤西家中的地窖裡，而所用食材全都來自後院勝利花園裡栽種的蔬果。

一旦掌握食物的保存和烹飪技巧，自然而然就能將食材充分運用，成為千變萬化的美味料理。冷凍也是相當實用的保存方式，例如冷凍蔬菜汁或水果都可以在之後拿來做成冰沙和冰淇淋。妥善保存食物可以避免我們陷入缺糧少食的窘況。雖然我個人大力推崇「食在當地」以及「食在當季」的重要性，但我也的確認同卡羅．佩屈尼提出的「良性全球化」理念：從同樣從事友善農耕與善待勞工的他國廠商購入咖啡、茶葉、辛香料、巧克力等耐放、不易變質的產品，也是一個能夠惠及多方的做法。

其他文化依時而食、循令而活的習慣已經行之有年，甚至可以說是幾個世紀以來皆是如此，即使是在西藏的高山之上，或是摩洛哥的沙漠地區，都不斷給我帶來源源不絕的啟發。遵循節令而活會讓人元氣滿滿，我們不用過度擔憂食物不夠吃，即使是在生鮮食材較少的時節，只要提前做好準備，也照樣可以享有充足的當地食物，舉例來說，將蘋果、地瓜和堅果存放在乾燥陰涼之處，就可以延長保存期限。只要擁有未雨綢繆的思維，就可以取有餘以補不足，將豐收期的農穫妥善保存留待需要之時。

順時而食也在考驗一個人發揮料理創意的能力。以我來說，我在面對當季食材時會花更多心思，也更加精打細算，例如我通常不會把橘子皮直接扔掉，而是做成糖漬橘皮；根莖類蔬菜頂部的綠色菜梗、菜葉以及洋蔥皮也會被我拿來熬製高湯。比起平白浪費食材，我更傾向於把握蔬果的「當下」，因為我知道一年當中唯有春天才有如此美麗的豌豆，香甜的無花果也只成熟於秋風蕭蕭的九月。我很惜福。

值得慶幸的是，我們其實有很多方法可以自然地延長農作物的產季。我說的可不是那種從大老遠的地方將農產品送到你手上，或利用農藥與工業溫室的人工方式。我們要做的，是靈活配合四時氣候的變化。例如，緬因州的小農艾略特·科爾曼所經營的有機栽培溫室，就向我們展示了即使在寒冬，也還是有作物可以持續生長；而在密爾瓦基，威爾·艾倫在市中心的溫室進行大面積的栽種，並且利用當地釀酒廠產生的酒渣製成堆肥，可以做為加熱溫室的熱源。

溫室是對抗寒冷氣候必不可少的利器，我們可以在暖洋洋的環境裡培育胡蘿蔔、生菜萵苣和各式香草。位於愛爾蘭的巴利梅洛烹飪學校，他們的溫室是我見過最出色的有機溫室之一，其中所栽培的作物種類之豐富，簡直令人嘆為觀止。這除了是溫室，更是一間有機實驗室。他們帶動了當地農業的升級，並克服了寒冬天候帶來的挑戰。誠然，溫室栽培仍受到侷限，像是你無法在一月的溫室裡採收到成熟的櫻桃，但隨著有機農法日漸精進，加上再生農業的實踐，我們可以擁有更多、更豐碩的選擇。這不會只是個案，而是可以成為全球趨勢。

二〇〇八年時，我們受邀為一月在瑞士達沃斯舉辦的世界經濟論壇籌備晚宴。我非常希望全球工商界的領袖人物都能關注在地飲食和農業發展的重要性，因此這場晚宴無疑是天賜良機——我想為這些大人物送上一場值得細細咀嚼的身心靈饗宴。我知道那個時節一定可以找到真正有機的當地食材，只不過我還沒搞清楚到底有哪些東西，我本身也很好奇阿爾卑斯山的居民在冬季時期的飲食習慣。我向我的朋友大衛·林賽求助，他曾經是帕妮絲之家的廚師，後來轉移陣地到了蘇黎世。在他的幫助下，我們很快就在小型的家庭式溫室中找到了有機香草和萵苣，也從附近的鄉鎮地區買到了當地製作的乳酪。我們在另一間溫室找到了羽衣甘藍，這成為了我們後來利用火爐製作炭烤三明治時的配料。我們還在當地發現了野生山羊，所以我們準備了一道香噴噴的紅燒羊肉。

最讓我們精神一振的是，我們找到一款風味絕佳的本土蘋果，而且自秋收後就一直精心保存，狀態良好。這款鐘形蘋果歷史悠久，最早可以追溯至十六世紀，是古老的瑞士本土品種。與我們共事的還有來自倫敦的烘焙名廚克萊兒・塔克，她用這些鐘形蘋果做出了我們有史以來吃過最美味的蘋果派。克萊兒完全沒見過這種蘋果，但絲毫無損那道蘋果派令人驚豔的好味道。如果我們只是拘泥於自己熟悉的食材與味道（例如市面上常見的進口或空運蔬果），恐怕我們永遠無法嘗到如此絕妙的極致風味。

我在一月時也有與瓊・納森和荷西・安德烈斯兩位大廚共同籌辦「美飲佳餚」活動，這是我們在華盛頓特區共同發起的慈善餐會，旨在喚起大眾關心街友議題並募集善款。這項活動已有十多年的歷史，然而我們經常落入舊有的思維迴圈，總是下意識地認為無法在特區的冬天找到像樣的在地蔬菜，畢竟季節不對。但這裡的冬日農夫市集也總是用事實一次次地帶給我驚喜（當然啦，大部分的蔬果都是來自有機溫室）：美麗的花椰菜、五顏六色的胡蘿蔔、南瓜、菊苣，以及為了過冬而事先儲藏的梨子和蘋果。我們的活動網羅了來自全國各地的優秀廚師，他們原先都習慣自備食材與用品，但現在他們對會場當地的杜邦圓環農夫市集充滿了信心，因為即使在冬日，他們也能夠順利買到蔬菜、臘肉，以及各式各樣的豐富食材。

仲冬是萬物沉潛蟄伏的時期，而這種停滯的能量也讓我們常常忽略了大自然中微光閃閃的點點生機。在加州，吉姆．邱吉爾家所生產的奧海紀州橘幸逢產季，正是這小小一顆果實最為美味的時刻。我每年都會向吉姆的農場大肆採購一番，然後寄給我的廣大親友群，我稱之為「紀州橘外交」。當人們嘗到成熟果實甜美多汁的瞬間，那強烈的味覺昇華會在頃刻間打破死氣沉沉的冬日，讓人充分意識到食物中蘊含的蓬勃力量。我分送這些紀州橘的用意除了當作送禮以外，自然是包含了我的小小心思。

若想要跟隨節令的韻律而活，沒有點耐心是辦不到的，就連我這種算不上多有耐心的人，也需要花上一整年的時間耐心等待紀州橘開花結果的一天——不經時光的一番淬鍊，焉得蜜橘的滿口香甜。肉類其實也有分季節，只是相較蔬果更難以分辨，例如暮春到夏季之間適合吃小羔羊、乳豬，以及草飼牛肉。帕妮絲之家大約自二十年前起，就不再全年供應鮭魚，以示我們對四時循環的尊重。我們過去一直使用來自阿拉斯加的鮭魚，而這也是我們全年菜單的常駐菜色，原因很簡單：鮭魚老少咸宜，是大家都愛吃的一道人氣逸品，而且烹調容易，加上阿拉斯加鮭魚感覺也算是本土食材。

但幾年下來，我們漸漸發現本地海域捕撈的鮭魚不但更為鮮美，而且也更有利於海洋生態的永續發展。最終我們下定決心，從此只購買真正在本地捕撈的鮭魚，並且遵循鮭魚的盛產季節，大約就是每年的四月到九月之間。我們每年都引頸翹望加州帝王鮭的產季到來，儘管有些難耐，但美味值得等待。等到產季終於來臨時，這項食材當仁不讓地成為餐廳菜單上的固定班底，而且嘗過的客人都讚不絕口。最重要的是，這種限時供應的做法才能讓我們時時謹記，我們不能指望一年四季都是鮭魚的產季，而且本地鮭魚的產量也不是一成不變，基於全球暖化、過度捕撈和環境的自然變遷等種種因素，每年的產量都會上下浮動。例如兩年前，加州本地鮭魚的產季就只有短短六週。月有陰晴圓缺，海有潮起潮落，我們必須學會順應大自然與四季中的高低起伏。只要我們順「時」而為，就能以更宏觀的視野去體察生態系統的細微變化，進而培養出愛護環境的共好意識。

當我剛搬來加州時，我對於這裡的「四季如春」是有些失望的，我還是更喜歡四季分明的天氣。我成長於四時鮮明的紐澤西州，能**清晰地**感知到冬天來臨——天氣變得寒冷、人們紛紛換上厚厚的冬季大衣、花園裡生機不再、一片蕭索，而飲食內容也順勢改變。還可以透過四季的更替感受生命週期的凋亡與再生，並見證大自然的神奇之處。你能想像遭到霜雪冰封整季長冬的蘋果樹，到了春天卻還能冒出嬌嫩的綠芽嗎？多不可思議。

每當柏克萊進入深秋，我總喜歡在桌上的花瓶裡插上一束鮮豔的黃色向日葵，然後，我會輕柔地向花兒道別：「明年夏天見囉！」春有百花秋有月，夏有涼風冬有雪，我全心順從於四季循環，我與美麗的向日葵之間，自當有再會之時。更何況，在向日葵凋零之後，還有其他花花草草可以接棒。進入十一月後，我們會在餐廳裡擺上一大盆結實纍纍的紅色開心果，並用柿葉加以點綴，全都取材自當地的應景植物。春去秋來又逢冬，花開花落自有時，自然界的萬物都有其規律。當你置身於秋季的帕妮絲之家，可以聞到廚房散發出的溫暖香氣，那是爐火上熱氣騰騰的濃湯與野生蘑菇經過烘烤後的絲絲飄香，而屋內氛圍在植栽與花飾的烘托下，更是讓人打從心底溫暖起來——一切都棒極了，你真的會感到濃濃秋意。美麗的柿葉紅中帶金，彷彿將金黃色的秋天一併帶入了屋內，反映出周遭環境的真實變化，並且加深了我們與自身文化的連結，這種暖意讓我們感到安心，也讓我們在不知不覺間更加貼近大自然的變化，並且不去抗拒這份變化。

世間的一切瞬息萬變，若想要自己所處的世界永遠保持不變無疑是逆天而行，倒不如順應變化。四季的變遷是要引導我們擁抱變化，而不是害怕改變。萬物靜觀皆自得，四時佳興與人同，當你願意跟隨季節的軌跡去體察每個瞬息之間的變幻莫測，就能更加明白生命之短暫與寶貴。

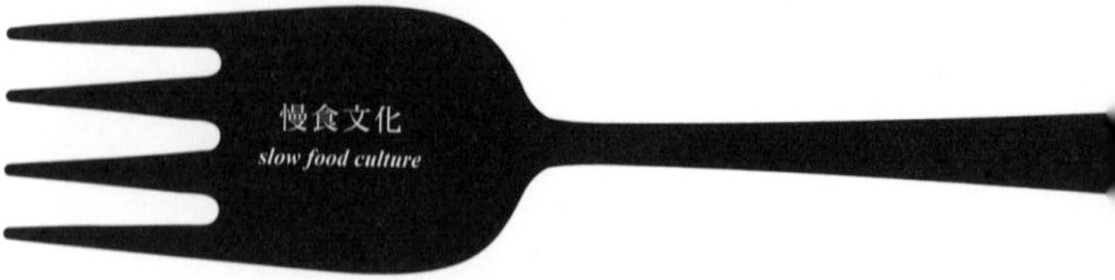

用心守護

守護即為呵護，若要守護這片大地，就意味著我們必須悉心照料周遭環境，包括所有的動植物，以及身為人類的你我。當我們有意識地選擇自己的一飲一食，就是以一種負責任的態度守護這個世界，這會讓我們與大自然的關係變得更加和諧。只有真心守護，我們才能真正為環境保護盡一份心力，大自然也會回應這份善意，我們只需跟隨萬物法則的指引即可。

老實說，我從來沒有真正理解過「**守護**」一詞的涵義，即使在知道定義的前提下，這依然是一個相當抽象的詞彙。當我們聽到**快速**或**便宜**等字眼時，會發自內心地產生一種心領神會的感受，我想這是因為相較於守護，快速和便宜更像是一種直面而來的外力，因此我們能夠快速給予反應。守護則是源自於內在的態度和意向。守護最基本的定義就是妥善管理，例如照顧好我們的寵物，讓牠吃好睡好，並且在毛孩子生病時悉心照料。這份用心同樣也會顯現在認真盡責的農家和牧場身上——他們願意傾聽動物的需求。他們不但用心照料自己飼養的牛和雞隻，也會以同等的心思看顧自家栽種的蘋果樹和萵苣。溫德爾．貝瑞曾言，凡是心繫周遭者，才能真正「貼近所處環境」，也唯有以守護者自居，方能做到「不將自己視為過客，而是真正去了解腳下的這片土地，並且悉心照看。無法善盡守護之責者，無論身在何方，皆不得安身。」

對我而言，位於肯薩斯州薩利納市的韋斯．傑克森和他的土地研究所就是很好的典範。韋斯多年來守護著大草原地區的生態，一直在研究草原如何以自身卓越的天然條件，抵抗乾旱和野火等環境災害。然而，當我們在草原進行工業化農耕，那些種下的一年生作物在遭受同樣的天災後，卻毫無抵抗之力，很快便付之一炬。我們往往只顧著自身所需，將想要的作物強加於土地之上，並且借助農藥、除草劑，甚至以濫墾濫耕的手段達到豐收的目的。韋斯和土地研究所的使命，便是向野生草原取經，吸取這個生態體系數千年以來在大自然中生生不息的運作模式。他一直在研究大草原的多元生態及其多年生植被的結構，試圖找出這些耐寒耐旱的植物之所以擁有如此頑強生命力的原因。

土地研究所一直在尋找可以與大草原和諧共生的糧食作物，他們想要仿效既存的自然生態系統，捨棄噴灑農藥或不斷耕作整地的不利做法。這些耐旱作物的根系可以深入土壤，從中吸收到更多水分和養分。有一次，韋斯帶著一株從草原上挖來的植物，前來造訪帕妮絲之家，他將這株植物完全伸展開來，讓我們見識見識何謂真正的「根深柢固」——只見植物長長的根腳直接從餐廳一端橫越到了一端。

有意思的是，在速食文化截然不同的詮釋下，照料與呵護變成了控制與監管。速食文化不但漠視大自然的存在，甚至反過來強迫生態環境臣服於人類的欲望。以美國來說，拚盡全力、汲汲營營，建立起一套又一套的統一標準，就是為了事事都能在掌控之中。看看美國家家戶戶的草坪吧！一切不言而喻。看看人們的庭院是如何從自給自足的勝利花園搖身一變，成為需要不斷澆水和施肥噴藥的精修草坪。精心打理草坪無法與用心照料環境相提並論，事實上，這個行為對大自然並無益處。美麗整齊的草坪不過是速食文化之下的又一種產物，算不上與大自然和諧共處，只不過是用一張人人熟悉的精美外皮強行覆蓋在環境之上罷了。

相比之下，願意為大自然服務、尊重生態法則才能建立互利關係，真正落實守護環境的意義。身為守護者，我們應該將注意力放在植物的生長狀況與變化上，並且保持靈活開放的態度，這樣我們才能從更寬廣的視角去觀察影響整體環境的變動因子：水會流向何處？哪些植物在這塊地裡長得更好？我在廚房裡也抱持著相同的開放態度，每次下廚都像是一場即興演出，我總是先將從農夫市集買來的蔬果擺上流理臺，再開始構思當日的料理。我試圖把主導權交給食材本身，只要遵循成熟、當季和美味等大方向原則，就不會出錯。這就是與大自然打交道的方式——只要我們事事都以環境為優先考量，自然就能發展出不同以往的**共生合作**關係。

盧馬基金會是法國亞爾當地一處相當活躍的藝文中心，創辦人為瑪雅・霍夫曼，是一位極富遠見的環保人士。盧馬基金會成立了「盧馬實驗室」，是負責進行各種研究項目的文化智庫，他們從事的產品開發計畫與韋斯・傑克森的草原農業研究有異曲同工之妙。盧馬實驗室集結了跨領域的人才，包含科學家、研究人員、藝術家、生物學家、工程師以及設計師，他們試圖另闢途徑，利用當地的自然資源開發出獨具巧思的新創物品，而他們主要的設計理念就是確保從製造過程到成品，都能有助於卡馬格三角洲的生態保育。

他們利用當地的纖維、蠟和樹脂研發出織物，並且活用藻類，製作出既亮麗又耐用，如同威尼斯玻璃般繽紛亮眼的彩色玻璃。他們還用當地的石頭和貝殼燒製磁磚、將當地稻草編織成可以抗侵蝕的建材，連植物廢料都能轉化成再生材料，不但可以拿來製造牆板，甚至可以當作照明設備的原料。芬蘭的Spinnova公司也有一個類似的研究計畫，在兩位前物理學家簡．波拉寧和尤哈．薩梅拉的帶領下，他們將蜘蛛吐絲的原理應用於木漿纖維，製造出各種新穎又環保的再生紡織纖維。

我們每個人都有本事成為足智多謀的守護者，你的一個突發奇想不但可以幫助這塊土地，或許也能有助於重建當地經濟。我們可以從國內、從身邊的社區做起，例如我們可以思考：該如何開始種植在地作物？該如何靈活運用自家院子，讓花圃變菜圃？除此之外，要如何活用周圍的自然資源自給自足，同時兼顧生態平衡？我在《華盛頓郵報》上讀到一個非常振奮人心的消息：整整一個世紀以來，美國難得二次出現三十五歲以下的務農人口逐漸增加的情形，而且這些青年農友「偏好小農經營、採用有機栽培、注重作物和動物的多樣性，並且深耕當地，熱衷參與當地的合作網絡」。像這樣的轉變正逐漸於全球發酵，在迦納就有新生代的農友自稱為「農企家」，代表農業並非單純的勞力工作，而是一項具有前瞻性、需要經營思維的專業。這些下一代都是守護精神活生生的實踐者，這份價值也會繼續在他們手中發揚光大。

越來越多守護者正試圖重整我們的城市。市中心淪為食物荒漠的情形日趨嚴峻，為此許多食品正義組織紛紛祭出各種妙計加以制衡。羅恩・芬利一直在洛杉磯中南區向大家傳授他的游擊心法，利用大家平日不會注意到的人行道和路旁空地種植有機作物，開墾自己的小小菜圃；「城市佬農場」和「人民雜貨鋪」在奧克蘭市中心以照護土地為己任，並且致力於讓城市居民享有價格合理、有益健康的農產品。種滿蔬果的行道路綠帶，在城鎮的大街小巷中蜿蜒綻放，蔚為奇觀，成功引起人們的熱烈討論，也讓各種有機作物進入大眾視野。就我所知，目前在美國各地興起的農夫市集，就是復興城市生機、避免市中心繼續「食物沙漠化」最快、最有效的良方。

千萬不要低估公民領袖、國家元首和全球領導人物「以身作則」的影響力，即使只是帶頭開闢一塊菜園，其象徵意義也不容小覷。前第一夫人蜜雪兒‧歐巴馬的白宮菜園一直為人津津樂道，不只炒熱了「守護土地、社區參與和兒童營養」等議題，也是引起社會重視的一記強心針。

最早開始經營帕妮絲之家時，我們並不能算是稱職的大地守護者。嚴格來說，我們的守護精神更多是發揮在文化方面，不管怎樣，我們當時並沒有多大的自覺。我們對有著數百年歷史的法式鄉村料理滿懷熱忱，希望盡自己的最大力量保留這項優良的飲食傳統，因此我們花了很多心思規畫菜單、研究新鮮食材的烹飪方式，以及思考如何向大眾傳達這些理念。儘管我們非常仔細地研讀了一本又一本的陳年食譜，但一開始還是免不了頻頻碰壁。

例如《拉魯斯美食百科全書》裡的說明相當精簡，一份食譜只有寥寥數行：「在雞肉灑上鹽與胡椒粉，放入烤箱，最後再取出，就大功告成啦！」指示簡單明瞭，我們也乖乖照做，但最後的成果往往一言難盡——雞肉本身毫無滋味可言。我們很快就意識到問題出在肉質，當地有機牧場供應的雞肉顯然更為美味。也許在這本法國料理百科首次出版的一九三〇年代，在那個工業化農業尚未站穩腳跟的年代，隨便一種肉品的滋味都是同樣美好。我們也發現，牧場對待動物的方式和餵食的飼料種類都會直接反映在肉質與風味上。後來我們將原本使用的常規雞隻換成友善放牧的有機雞後，滋味就有了一百八十度的大轉變，而跟當地有機小農購買的蔬菜，味道當然也更好。正因為我們認同這些小農的付出，我們更是意識到自己必須在經濟上給予充分支持，讓農民可以心無罣礙地繼續做好他們的工作。我們繞了一圈才領悟到，大地才是根本，若想好好守護文化，那就必須從呵護土地做起。

想要在餐廳裡澈底落實守護精神並不難，我們為顧客提供健康又美味的餐點，並且連食材來源也嚴格把關，一律使用種植過程對環境友善的食物。如今氣候變遷的影響日趨劇烈，我在經營餐廳時更是需要堅守本心，以守護環境為己任。一家秉持良心的餐廳所端出的餐點，我相信那份堅持與用心會產生潛移默化的作用。我自己就已經見證了無數次，顧客會感到身心都受到了呵護，也會透過餐廳感受到大自然饋贈的美好，更會因為滋味著實好極了，於是激勵著他們在自己家中下廚時也開始有樣學樣。

守護者包括但不限於農家、牧場和生態保育團體，老師也肩負著守護者的責任。他們守護並傳承知識，也呵護著孩子成長茁壯。為人父母也是守護精神的一種形式，養育子女是全天下家長的職責所在。其實無論角色孰輕孰重，打從一開始，我們每個人就必須學著照料自己生活的方方面面，因此要學會照顧這片土地也絕非難事。

永續發展是守護工作的重要任務之一。最通俗淺顯的道理就是：有拿有還，永續不難；當你取之環境，就必須另外填補你造成的空缺，避免自然資源枯竭並維持生態平衡。永續講求的是一種供需平衡，甚至是整個體制的公平。

無奈的是，**永續**成為又一個遭到濫用的術語，再一次的跟速食文化強行捆綁在了一起。有一次我和羅恩．芬利一起出席了一場慢食節活動，當我們在臺上談話時，就提到了**永續**一詞。

「永續什麼的根本就是胡說八道，」羅恩如此說，「我們需要的是再生計畫，而不是永續發展。」他緊接著解釋，隨著越來越多廣告公司、速食集團和各大企業紛紛下場，開始大肆宣揚他們賣羊頭掛狗肉的「永續倡議計畫」和相關成就，永續兩字就已經走味了。羅恩進一步表示，永續發展的定義就是維持現狀，但是我們的現狀簡直糟透了，與其陷入不進則退的泥淖，倒不如積極尋求**再生**之法。我對羅恩的說法舉雙手贊成。我們已經錯過了永續發展的最佳時機。我們當前最該做的，應該是盡力修復我們對地球、對自己造成的傷害，而再生農業就是最適合的對策。一味守成無濟於事，唯有積極復育才是守護的根本之道。

究竟什麼是再生農業呢？我們不如將其視為比永續發展更進一階的超前布署。不過，單單只是遵守美國農業部無農藥、非基改的**有機**耕作規定也是遠遠不夠的。再生農業除了必須符合有機農法的所有條件之外，同時還側重於增加動植物的生物多樣性、重建表層土壤的健康、製作堆肥等等，總而言之就是全面創造一個健全、興旺的生態系統。在改善農地狀況與恢復土壤健康的過程中，會促進生物碳的封存作用，也就是讓大氣中的碳排放回歸土壤。在美國，經由工業化農業所排放的溫室氣體在全球排放量名列前茅，而主要污染源來自飼養家畜與過度放牧所排放的廢氣，由工業畜牧場貢獻了百分之三十七的甲烷排放量，以及百分之六十五的一氧化二氮排放量，而這兩者可以說是大氣中最大宗的溫室氣體來源。想要確實改善氣候變遷問題，我們的首要任務就必須從糧食系統著手，復育土壤帶來的碳封存效應就是非常有效又順應自然的方式。

土壤扮演著再生農業中的關鍵角色，就如同人類一般，自有一套獨特的消化系統。我們必須依靠進食吸收養分，土壤也是，健康的土壤必須含有所有的必要礦物質、微生物叢、益菌叢以及碳元素，才能成功孕育出健壯的作物。重點是，土壤中的這些養分，必須維持一種完美的平衡。土壤是自然界的產物，其本質就是處於不斷的變動之中，不同元素來來去去，養分組成也就隨之不斷變化，而再生農業則是擔任調和的角色，讓土壤能夠維持在相對恆定的狀態。

再生農業為什麼與我們的健康息息相關呢？請容我簡單說明一下：當土壤中含有豐富的益菌時，土壤中種植的作物會跟著受惠，培植出富含益菌的食物。當我們吃下這些食物時，也一併吃下了對人體有益的微生物，而這有助於我們的腸道產生好菌。科學家已經證實，食用肥沃土地出產的生機糧食，能夠有效重建我們的免疫系統。

許多文化中都會以「食療」作為養生之道，像是「服用薑黃可以抗發炎」、「全穀類飲食有助消化」，或是「大蒜是個寶，常吃身體好」等等，而近年來有越來越多關於腸道菌叢、免疫系統和再生農業的研究，讓我深感真是活到老學到老。我們一直以來都認為「吃對食物才能吃出健康」是天經地義、再直觀不過的一件事，但現在科學進一步地證實了這個說法，而且這個道理真的非常好懂：健康的土壤能養出健康的植物，而有了健康的環境，才能孕育出健康的身心。環環相扣，種善因、得善果。

想要守護環境，除了再生，也需要做好保育，兩者缺一不可。我對於自己經常能夠一飽眼福，享有形形色色的山野風光心懷感激，例如每當我沿著加州崎嶇蜿蜒的海岸遊覽時，我都由衷感謝那些在六〇年代挺身而出的保育先驅，多虧他們的高瞻遠矚，這些天然美景才得以保存。山林原野存在的意義無法以金錢衡量，絕對遠超土地本身的經濟價值，為了全體人類與社會的福祉著想，保護自然生態是我們生而為人的義務。

儘管如此，在許多人的眼裡，那些「荒山野嶺」與我們的日常生活環境並非一體，更像是特殊的休閒娛樂場所，好比你會特意出門到迪士尼樂園玩一趟，卻不一定會跑到自家後院尋求與大地的連結。其實，我們每天都有機會與大自然產生連結，舉凡自家花園、逃生梯上的小小綠地、當地街角的公園，或是社區的公共花圃等等，這些小而美的空間，都可以讓綠意再生，成為我們積極融入自然的機會。環境保育可以從自家後院做起。

在你善盡守護之責時，你與大自然之間的隔閡就消失了。有些人並不習慣與自然環境相處，彷彿那是某種令人望而生畏的異次元空間，但其實大自然隨時都對我們敞開歡迎之門，那份難以預測的神祕之美正是大自然的魅力所在。當你真正走入自然，你會忍不住陶醉於造物者的鬼斧神工，那是毫無疑問的奇異恩典。

大自然的變幻莫測讓我們學會把握每一個當下，也讓我們見識到自身之渺小，猶如滄海之一粟，讓我們明白在浩瀚的天地之間，有太多人力所不能及之事。自然界中的生命輪迴乃是定律，這世間還有什麼力量是足以超脫生死的嗎？也許有人依舊抗拒與天地共存共容，總是認為人定勝天，但只要我們願意順應生命往復的循環，就更能體會生而為人的意義，因為大自然是最好的老師。

《聆聽山之聲》是我非常心愛的藏書之一，作者大衛·布拉爾為現代環保運動之父，也是山巒俱樂部在五〇年代的首任執行理事，更是在六〇年代初期拯救大峽谷遠離大壩工程的大功臣。他在書中侃侃而談，毫不掩飾他對大自然的崇敬之情，並且迫切呼籲大眾幫地球急救，實施「大地復甦術」（CPR），也就是保育（Conservation）、維護（Preservation）和修復（Restoration）。我曾經有幸見過他一面，遺憾的是幾年之後他因病於千禧年離世，享壽八十八歲。當時馬丁・路德・金中學才剛剛展開學校菜園計畫，而同樣住在柏克萊的大衛正好蒞臨校園進行演講。他提到我們的當務之急就是落實大地復甦術，接著便問聽眾：「在座有誰願意為了大地復甦術而折壽一年？」

幾乎所有人都舉起了手。

「我恐怕沒幾年好活了，」他如此說。

「你們當中有誰會真正堅持自己的信念並為之奮鬥不懈呢？又有誰願意肩負起這樣的重責大任呢？坐而言不如起而行，**現在**開始，就是付諸行動的最好時機。」

我深有同感。為者常成，行者常至，當一件事已經迫在眉睫，付諸實行就是唯一的路。

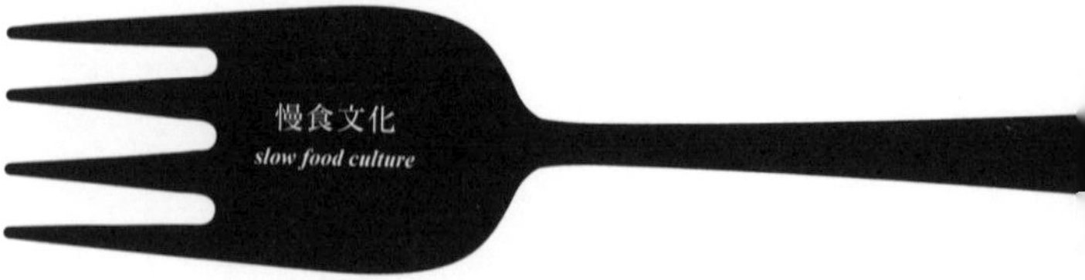

樂在工作

當我們樂在工作，即使面對挫折與挑戰，也會甘之如飴，因為我們知道，一切辛勤地付出都是為了得償所願。工作是人生中不可分割的一部分，同時也關乎生態環境之發展與自我價值之建立。如果我們可以找到讓自己充滿幹勁、充滿熱忱，並且心情愉快的個人志業，那在做為一名快樂的工作人之餘，連帶職場都會成為溫暖又人性化的場所。

很多人在聽到**工作**兩個字的一瞬間，心裡便無法抑制地湧出濃濃的厭惡感，這已經成為我們長期浸染在速食價值觀之下的制約反應，快速、方便與一致性成為了處事法則，把工作變得繁瑣沉重，每個人都在忍耐度日，而無論是我們的身心還是環境，也逐漸不堪負荷，到最後，工作就只是工作，我們在工作與生活之間劃下清晰的界線，兩者之間壁壘分明。這不是一個很好著墨的價值觀，因為我們不只要談個人的工作與事業抉擇，還要進一步剖析我們的感受。許多人似乎都打從心底認為，工作必定伴隨著犧牲，若是為了賺錢和養家餬口而必須犧牲掉日常幸福，那也只能認了。單調乏味的工作似乎成了社會常態，我們活在一個將自己壓得透不過氣來的體制之下。但是，一念天堂、一念地獄，換條路走，也許就此海闊天空。

在我接受蒙特梭利教師培訓的職涯早期，我最先學到的觀念即是「開心工作」，這也是我從瑪麗亞．蒙特梭利的教育理念中所吸收的重點精華。蒙特梭利在她的著作《發現兒童》中寫著：「孩子有時候會突然對一件事產生濃厚的興趣，我們可以從對方臉上的表情清楚看到他們極為專注、正全心全意地投入眼前的練習。」根據她在書中的說明，工作不可能事事順心，時而遇上順境、時而落入逆境，就像潮汐一樣起起伏伏，但整體而言，工作應該要給我們帶來成就感，工作與樂趣也不應相互牴觸。

我們將蒙特梭利的課堂活動一律稱為「工作」，孩子們可以選擇自己想從事的工作，並且沒有人會覺得工作是種負擔。這些年紀小小的孩子會學著如何為自己倒杯水、切水果、幫餐桌鋪上桌巾、鋪床或掃地。他們在做這些家事練習時都是懷著一股使命感，他們學著如何掌握自己的身體和環境，並且完全憑藉著本心的好惡去選擇他們真正感興趣的事務，最後也為順利完成任務的自己感到驕傲。最重要的是，在整個學習過程中，老師都會給予他們最基本的信任和尊重。

這些孩子們的「工作」，說穿了其實就是家務事，也就是每個人打理生活必須具備的基礎技能。但是如今的我們在速食文化的洗腦下，多半認為家事是不討喜或不起眼的粗活，事實上，做家事是可以很療癒的，也能為人帶來滿滿活力。

像是為院子裡心愛的盆栽澆水、好好煮一頓豐盛的餐點、細心折好洗乾淨的衣物，即使看上去似乎是微不足道的小事，也可能賦予生活特殊的意義，但是你必須打開感官並且集中精神，才有機會從工作挖掘出樂趣，並且找出那些隱藏在平凡日常中的線索或細節。當你開始留心周遭，就會發現正是這些細碎片段串起了我們的家庭、社區，乃至川流不息的自然循環。

我從來不把自己所做的一切想成是「工作」，至少我不吃傳統文化定義的那套，我更樂於奉行蒙特梭利的教育理念。或許我這樣講是種奢侈，但烹飪的的確確是我的熱情所在。打從我開始經營這家餐廳，我想應該沒有任何一個員工是抱著交差的心態在這裡做菜。但要說很輕鬆的話——不，還是有辛苦的時候，只是對我們來說，這不僅僅是一份每天打卡上下班的工作而已。至少在烹飪這件事上，我們在家裡怎麼做，在餐廳也就一樣照做，我們對於發揮創意樂此不疲，而且大家靠著自己的力量一起努力解決問題也是種樂趣。

我們並未套用一般連鎖餐廳的經營模式，由於大家都是第一次在餐廳工作，因此沒有人具備所謂的「業界常識」。餐廳裡大家平起平坐，沒有階級之分，也不會發生菜鳥必須一大早先進廚房備料的情形，我們下廚都由自己從頭負責到尾，不假手他人。我真心覺得，能在食物的包圍下工作，實在是人生一大樂事。當時餐廳的使命很簡單：藉由烹調與食材，讓顧客明確感受到真正的美味，並發自內心去體會何謂美、何謂豐盛。人們都說施比受更有福，我想這就是為什麼我們可以如此樂在其中。我們的使命並非一成不變，而是隨著時光推移慢慢擴展，例如我們後來也開始推廣有機農法。每次新使命的誕生，都是促使我們繼續向前邁進的最大動力，也是又一次的心靈昇華。

帕妮絲之家沒有所謂的內外場之分；在餐廳的行話裡，「內場」是指店內某個大門緊閉、不直接面對顧客的工作場所，像是廚房、清洗髒碗盤和桌布的區域，或是儲藏物品的庫房等等。一般而言，內場是不得曝光於顧客眼前的，意味著有些工作或許不太雅觀。我不希望餐廳的經營環節有任何見不得人或令人反感之處，畢竟我開餐廳就是要坦坦蕩蕩，禁得起顧客檢驗，不管是垃圾、員工餐、更衣室或辦公室，都沒有需要遮遮掩掩的地方。經營餐廳時，需考量到每個職位、每個空間，我們是生命共同體。我們的做法最初固然是基於美觀上的考量，但這樣一絲不苟的態度最終還是會回饋到整體社會與環境，大家一起變得更好。無論是明面上或是暗地裡，只要是目所能及的人事物，都必須納入考慮範圍，更不能對那些「有礙觀瞻」的元素視而不見，我們要為員工和前來用餐的顧客著想，因此必須捫心自問，是否有任何需要改進的空間。

動動你的雙手也是可以從工作中獲得樂趣的方式。根據蒙特梭利的說法，雙手是將心中所想化為現實的最佳工具，而且從事手工作業時容易讓人靜下心來，是與自我對話的好時機。縫紉、攪拌食材和採收蘋果，都是可以自己動手做的工作，過程中會觸動你的觸覺和感官，而且必須全神貫注，是一種相當特殊的體驗。你的全副身心都會集中於當下。能夠用自己的雙手完成一件事，像是從打蛋開始做起，一直到最後完成一份鬆軟的舒芙蕾，會讓人產生一種滿足感，而你因為必須親手參與整個過程，也就更容易在感覺不太對勁或察覺出錯時，及時修正與調整，這就是親自動手的好處。

再者，你可以按照自己的步調行事，自行判斷是要加快速度還是放慢腳步。以剝豆子為例，你會邊剝豆莢邊摸索著哪種方式最好上手，然後現剝現學，漸漸就越剝越順手，剝到最後，你會發現豆子積少成多，不知不覺就累積了一大堆，這時你會格外興奮，忍不住想給自己拍拍手。我們的接線生都會在辦公室裡一邊幫客人訂位、一邊剝著豆子——一邊接電話，一邊剝著豌豆、蠶豆和鷹嘴豆是多麼有趣的事啊！多虧了我們家員工的一雙雙巧手，否則餐廳哪來的新鮮鷹嘴豆和皇帝豆可以用呢？客人能吃到美味的餐點，都有他們的一份功勞在。他們在不同的時節剝著不同的豆子，與四季和光陰同步，所有廚師也很感謝他們的幫忙，其實就連廚師們自己也會在每次舉行廚房例會時一起圍坐在桌子旁，一邊討論著當日菜色，一邊動手將四季豆掐頭去尾，剝豆子任務人人有份，不分你我。有一回，我隨手將一籃尚未處理的豌豆放在了二樓咖啡廳的吧臺上，想不到客人竟然自動自發地幫我們剝了起來。

自己剝的豆子總是最香，畢竟你**花了一番功夫與時間，也才收穫了一小碗**，彌足珍貴。也只有親身經歷過，才會懂得感謝其他做著相同工作的人。事非經過不知難，我想每個人都應該體會看看下田摘豆子或在餐廳裡洗碗的箇中滋味。我的父親專攻商業心理學，因此他打算一展長才，幫助餐廳讓生意變得更好。為達此目的，他認為自己需要更加貼近洗碗工的工作日常，這樣才有機會聽取到他們的真實心聲；因此，他會在下班後走進帕妮絲之家專門洗碗的小房間，與洗碗工一起刷洗鍋具。父親的出訪任務成效斐然，在他的建議下，我們打通了洗碗區和廚房的隔間，又加裝了幾扇窗戶，並且升級了原先的通風系統，讓空間更加透氣敞亮，另外也想方設法增加洗碗工和廚師之間的交流機會。

我們不太重視職場的實際環境，像是房間裡放了哪些東西？室內看起來又是什麼樣子？帕妮絲之家開業時，我就非常在意「環境布置」的問題，也是我又一次對蒙特梭利理念的重要實踐：我想將餐廳打造成讓客人一眼就愛上且能開心用餐的環境，也為員工創造一個充滿活力的工作環境。我們在廚房的牆面掛上各種圖片、在桌上擺放銅製燈具、在水槽周圍貼上別緻的磁磚，還在壁爐上方懸吊了幾口美麗的舊鍋子。我們的廚房和餐廳之間隔了一堵牆，正好遮住了西邊日落，我對於廚師們總是無法欣賞到夕陽之美感到很沮喪，因此一直在想辦法將戶外風光帶入我們的工作區域。說也奇怪，後來餐廳著了一場火，碰巧將那堵牆燒了個精光，自那之後，我們再也沒有將牆壁補回來，我們的廚師當然再也不會看不到落日餘暉，顧客也可以順理成章地欣賞到廚師工作時的英姿。

我們在二〇〇二年的冬天，發起了一項「耶魯糧食永續計畫」，希望藉由在耶魯大學舉辦一場特別晚宴，讓全體教職員工與學生了解「農場到餐桌」是什麼樣的概念。當時麥可．波倫恰好就住在附近，他在得知我們準備的甜點是蘋果派後，便主動提出要為我們供應蘋果（蘋果容易保存、期限又長，是我們在冬天時的愛用食材），但當時卻因為大雪延誤了送貨時間。為了空出足夠的人手處理遲到的蘋果，我們不得不澈底更動大學餐廚員工的作業流程，確保當蘋果趕在最後一刻抵達時，所有人員可以即時停下手邊工作，然後火力全開地一起投入蘋果派的製作。

所有廚房員工一開始顯得不知所措，由於工會嚴格規定了每個人的職責和相應薪資，因此他們的分工非常明確，例如備料和洗碗，都有專人負責。最後經由大家通力合作，我們端出了超級美味的蘋果派，所有員工在晚宴結束後都湧入了餐廳，並且振臂歡呼。打破藩籬也是為工作注入喜悅的方式之一。我們一直都活在職務規定的條條框架之下，也經常一心只想著薪水的數字多寡，以至於我們都忽略了並肩合作的重要性，以及集眾人之力所帶來的力量與歡欣。

如果能找到合自己心意又有意義的工作固然很好，但我們同樣也可以思考看看，該如何讓眼前這份工作變得更愉快、更人性化？該如何將單調乏味的工作內容變得更加充實呢？我的兩位朋友，黛薇亞·尼爾森和妮琪·休瓦是國家公共廣播電臺的節目製作人，有一次她們在節目上講到了古巴雪茄捲菸工人的故事。捲菸草本身是一種不斷重複相同動作的單調作業，因此這些工人決定給自己找點樂子。他們付錢給一位口條清晰、擅長說書的同事，請他站在工廠中央為其餘工人朗讀故事。朗讀文本是由全體捲菸工人共同決定，再由**說書人**將小說內容向他們娓娓道來，他們也因此有機會接觸到雨果、凡爾納，以及大仲馬等大師的名著。工人們一邊聽著世界文學，一邊認真做事，為原本枯燥乏味的工作增添了不少樂趣。他們運用創意，擺脫了無聊的工作環境，為自己解套。

我知道工作不會總是輕鬆悠哉又其樂融融，好像一年到頭都在度假一樣，但應該要有契合感與成就感。重點是，要有人味，我們是有血有肉的人類，不是冷冰冰的機器。當前職場所套用的勞動模式是工業大革命的產物，自十九世紀應運而起之後，一直沿用至今。雖然勞工權益與職場環境逐漸進步，但不過是由原本的流水線模式變成辦公室裡一塊塊的小隔間，而上班心態則是一脈相承的死板與僵固。每個人都拘束在自己的獨立小空間裡，午飯就在位子上隨便吃吃，也懶得與同事打交道或合作。有些公司為了追求利潤，甚至會營造出充滿對立與惡性競爭的辦公室文化。我最近到一家跨國科技公司演講，有人問我，如果想要大大提升公司的「人味」，有沒有什麼可以立即採取的改善措施？我秒答：「一起吃午飯。」（真是個毫無懸念的答案）

千萬不要小看聚餐的魔力，公司裡應該要有個地方讓大家能夠一起坐下來，一邊分享美食、一邊談天說笑，而且要一視同仁，除了一般職員以外，掃地和倒垃圾的清潔人員也應在邀請之列。大主管們也該適時放下架子與民同樂。最好設立一個正規的用餐時段，讓大家都能好好坐下來享受午餐時光。同桌而食彰顯的是一種平等精神，代表公司重視每個人的工作，每個職位都同等重要。即使今天場合換成了公立學校，我也照樣不遺餘力地宣導著：全體教職員工（包括老師、行政人員和校工等等）都該和學生一起吃午餐。午餐是學生一天當中的精華時間，不僅可以滋養自己的身體，還是學習與人交流、豐富心靈的大好時光。

大約三十年前，我接到凱絲琳·史尼迪的來電。她是舊金山治安官署的心理諮商師，因為長期目睹不良的監禁制度，以及非裔青年身在其中所遭受的不公平待遇，於是便請求治安官同意她在郡立監獄開闢一塊菜園，這是她想出的一種心理療法，並開放給受刑人自由參與。凱絲琳以自己的方式對抗失衡的體制，她希望營造出一個可以讓受刑人在放風時親近大自然的空間，而不是只能面對用混凝土砌出、又冷又硬的監獄中庭。為了籌措經費，她問我是否有意願購買他們的農產品（前提是種出的蔬果符合帕妮絲之家的食用標準），我二話不說就答應了。

凱絲琳繼續說：「這樣吧，妳不如先來見見我們的學員？」

我試著婉拒她的邀請，因為說來慚愧，我當時對於參觀監獄這件事有點害怕與排斥。

但是她相當堅持：「妳必須見見他們。」於是我還是去了。

凱絲琳將所有參與種菜的人集合到監獄大門正對面的一處園地，那裡有一排排高達六英尺的向日葵、茂密的蕃茄與香草、纏繞生長的櫛瓜，以及一間溫室，全都靜靜佇立在聖布魯諾那塊七英畝的土地上。凱絲琳問那群年輕人願不願意簡單談談手頭上的工作。

一個十九歲的小伙子舉起了手。他說：「今天是我第一次來種菜，所以我大概沒資格發表什麼感言，但我還是想說，這是我這輩子最棒的一天了。」

每次說到這段回憶，我都不禁熱淚盈眶。凱絲琳發現栽種植物對這些年輕人有相當不錯的撫慰作用，而藉由雙手與大地接觸的過程，能讓身心都發生轉變。她看到沐浴在大自然的恩澤下，從事有意義的工作足以扭轉人生。他們除了向帕妮絲之家供應食材之外，還開始將生產的作物分送給舊金山的街友之家。提供食物、對有需要的人施以援手，也可以扭轉社會大眾對監獄的刻板印象。凱絲琳後來在離監獄不遠的灣景社區，為處於過渡期的更生人設立了一處輔導菜園，她的學員在出獄後不但可以到菜園從事喜歡的工作，也可以繼續與相關知識接軌，充實自我。

菜園的農產品會送往渡輪廣場（Ferry Plaza）的農夫市集販售，而在那裡工作的更生人之後通常都會轉介至舊金山的樹木保育團體，成為城市護樹大隊中的一員。我會開辦學校菜園計畫便是受到凱絲琳的啟發，既然她的菜園計畫可以改善受刑人的處境、扭轉更生人的未來，同理可證，在校園裡種菜也會讓學生看見不同的世界吧？

詹姆士．雷夫．朱爾，一位處於新舊世紀交替之間的教育學家如此寫著：

「照料學校的花園會額外教會我們許多事情，諸如愛護公有財產、愛惜資源、誠信、應用能力、專注力、公平公正、勞動尊嚴，以及對大自然的美麗保持崇敬之情。」在如今的教育體制下，學校已經很久沒把務農當作是值得重視的專業科目來教授，歸根究柢，或許是美國從未把農業當作一回事。務農彷彿成了一種低賤的工作，而美國過往的奴隸制度更是加深了這種污名化的現象。這是深深刻劃在歷史上的一道傷口，但其遺毒卻延續至今，影響了目前外來農工的境遇與移民政策。

職業無分貴賤，重度勞力工作者不但需要我們的尊重，也需要獲得更好的待遇與處境。想要讓萬物與自己獲得滋養就必須打好底子，而農耕與園藝就是根本。凡事都有因果循環，唯有呵護腳下的這片土地，才能收穫健康的身體與地球。我們應該從學校的幼苗教起，讓他們學會尊敬與感謝農民，並且明白農耕是一份可以鍛鍊心智、利國福民的崇高志業。投身農業有時需要懷抱著熱忱與使命感，而這些人都有著相同的理念：尊重自然、重視人群、滋養萬物，並且同心協力——這不正是職場和社會所需要的嗎？

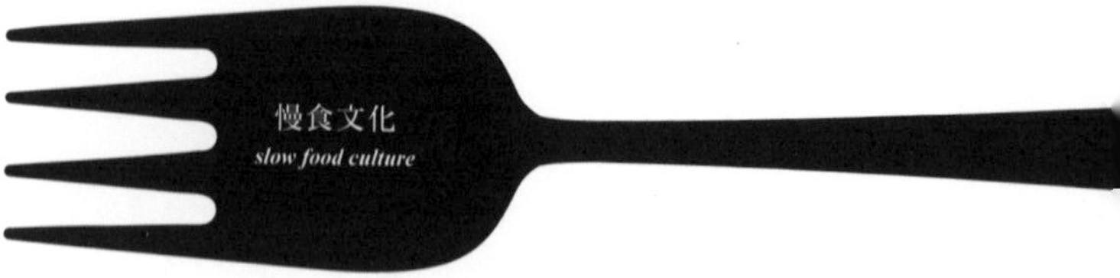

一切從簡

沃枝葉，不如培根本，一切從簡的內涵在於珍惜生活中的基本元素。去繁就簡、去蕪存菁後才會更見清晰，可以幫助我們消弭世界的種種紛亂，並且剔除雜質和假象，如此我們才得以看見並接受事物最純粹、最真實與最原本的樣貌。我們並不需要否定大自然的豐富生態，只要學會欣賞其龐雜結構中的個別要素即可。一切從簡與多多益善是完全對立的兩種概念——我們都該銘記，凡事在精不在多，重質不重量。簡單不代表渺小，要相信短小可以精悍，四兩也可以撥千金，很多時候，規模小反而力量大。

有一次，我去了西班牙巴塞隆納一間以美食聞名、規模頗大的傳統中央市場。我聞香而動，循線找到了小巷裡一家不起眼的小店，店家正以橄欖木慢條斯理的烘烤著杏仁。我打量一番，沒一會兒就發現這家店裡唯一販售的商品就是那些杏仁。金黃色的杏仁果就在堅果烘焙機的金屬滾筒中轉動著，在明火的烘烤下散發出溫暖的香氣。他們將現烤的杏仁裝進錐形的小紙筒裡，熱呼呼又分量十足。那家小店專賣杏仁，不做任何多餘的事，每顆都是那麼美麗、完美，我就是欣賞他們那種專心一意、心無雜念的態度。

簡潔俐落的烹飪方式也是我一心嚮往的，但在餐飲業，「簡單」的料理似乎顯得你廚藝不佳。早期的帕妮絲之家曾經遇過法國廚師對我們說：「在盤子上擺塊水果不叫做菜，叫**買菜**（shopping）。」他們嫌棄我們的食物不夠精細繁複，不足以構成一道料理。但是**買菜**也是一門學問，你必須懂得分辨食材，做出正確的選擇，我買好菜我驕傲！我從不希望料理「華麗花俏」的外表喧賓奪主，模糊了優質食材出色的好味道。食材的好看得見、吃得出，我更相信事實勝於雄辯。

為了證明這一點，所有從農場或市集送來的食材都必須跟我「坦誠相見」，我需要看到食材最原始和純粹的樣貌。這也是我講求產地直送的原因，追本溯源是食材把關最重要的環節之一，關乎我們吃進嘴的每一口食物。

產地之於食材，就如同時令一般重要，可以點亮我們的品味、訓練我們的味蕾，並且有助於我們找出最適合的烹調方式，做起菜來事半功倍；簡單來說，了解食材的來源才能讓我們知道下廚時該如何著手（或是哪些做法萬萬不可），以免最後白白糟蹋了食材原有的風味。例如，這種魚用烤的比較好吃？還是生食更加鮮美呢？我們總是需要經過不斷嘗試，才能摸索出最能突顯食材美味的烹調方式，但當你手中的食材已經是塊精良美玉，且足夠新鮮與純淨，那麼就無須過多烹調，這時你眼中見到、口中嘗到的，都是最原原本本的精華。在家中自煮時，只要食材夠好，通常只需遵守「一切從簡」的最高調理原則即可，多做可能多錯——畫蛇添足，反而不美。

我的廚房裡大約有十幾種常備的基礎食材：橄欖油、大蒜、醋、鹽、萵苣、香草、鯷魚、辛香料、麵粉、雞蛋和檸檬，全都是我每天下廚少不了的最佳良伴，只要有這些基礎食材在手，我就什麼都不怕，沒有什麼料理難得倒我。

當我們還是餐飲界新人時，許多人對於餐廳只供應一種套餐頗有微詞。不過對我來說，只有化繁為簡，才是真正讓顧客品嘗到、感受到和領略到飲食精髓的不二法門。到了今天，人們已經欣然接受這種「沒有選擇的選擇」，甚至隱隱期待這會帶來怎樣的驚喜和趣味，他們樂於踏出舒適圈，嘗試那些沒吃過或陌生的食材，而且用餐時也可以更加專注於舌尖上的體驗。他們細細品味、反覆咀嚼，最後驚豔於那鮮明又令人留戀的回味。

帕妮絲之家的經營原則之一就是一切從簡，無論是餐具的數量、餐點的分量，抑或是菜單設計的考量，都脫離不了簡單明瞭的宗旨。我們希望為顧客帶來清清爽爽的用餐體驗，沒有含糊不清的灰色地帶，只有最原汁原味的飲食與文化，以及我們最純粹的詮釋與心意。我們不想賣弄什麼高超技巧或以驚世駭俗的新意譁眾取寵，即使是高湯、水果塔或焗烤蔬菜這些看似簡易的單品，背後也有可能需要花費繁瑣的功夫。

傳統料理也好、創新菜色也罷，最重要的還是回歸本位——發揮食材本色，提煉出最真實的風味。我在規畫一份完整的套餐菜色時，會試圖在各種元素之間取得平衡，例如我會用爽口的沙拉搭配炸得酥脆的馬鈴薯與鮮嫩的烤魚，讓對比鮮明的口感交織出豐富的食感，成為吸引顧客的亮點。若想創造出這種巧妙的平衡感，就必須充分掌握食材本質，方能運用自如。

我以前每年都會到紐約參加「行動餐車」活動，為他們烹調膳食，這是一項由公益團體供餐給長者或傷病人士的慈善活動。我們和來自全國各地的廚師會前往洛克斐勒中心，並在那裡準備餐點。這項活動意義重大，助人為快樂之本，因此每位廚師都非常慷慨地自備各種豐富的食材，參與活動的各家餐館也精心烹煮菜餚，來客則在洛克斐勒中心四處走動，並向每個站點領取膳食，整個現場宛若高檔的美食廣場。

但是這裡供應的食物多得讓人吃不完，放在盤子裡簡直像個大雜燴：魚子醬小圓餅旁邊放著奶油泡芙，同時還堆著幾片菲力牛排。鑑於此情此景，我們打算讓情況更單純一點，因此甜筒冰淇淋就成了我們的選擇。這也算是我的小心機吧！因為甜筒很難有地方擺放，你必須老老實實地拿在手上，並且馬上開始吃，不然冰淇淋就會融化。製作冰淇淋的原料非常簡單，只需要草莓、鮮奶油和糖即可，我們使用的瑪哈草莓來自聖塔菲的知野牧場，是一款相當嬌嫩的珍貴品種，極為香甜濃郁。有了草莓做為主角一枝獨秀，我們實在不用額外摻雜過多配料。我們的脆皮甜筒也是手工自製，雖然很費力，但成果相當令人愉悅。最棒的當然是，人們捨不得也做不到把冰淇淋丟在盤子裡，任其和菲力牛排你儂我儂。

一顆完美的桃子也可以是簡單純粹的存在。還有比這更美好的詮釋嗎？二十年前，艾瑞克．西洛瑟在《速食共和國》一書中揭露，速食店奶昔中慣常使用的人工草莓香料含有近五十種化學成分，例如乙酸戊酯、丁酸戊酯、乙酸苄酯、異丁酸苯酯和丁酸異丁酯等等。一般而言，當食物中含有你連唸都唸不好的物質時，吃之前最好要三思。你吃萵苣或香草前總不用先看過成分表吧？

你無法從速食文化中理解簡單的真正含義。在速食文化的詮釋下，簡單往往遭人誤解為輕鬆、快速和方便。方便、輕鬆又快速的事情的確讓人**覺得**很簡單，例如煮顆雞蛋或加熱一張玉米薄餅——但我向你保證，**單純**的事物做起來卻不一定很**容易**。在某種程度上，麵包的用料夠單純了，只有麵粉、水、酵母和鹽。麵包的食譜也算是寫得簡單易懂。但是很少有人會說麵包做起來很容易吧？想要做好一份麵包需要大量的知識、實踐和經驗累積，才能真正抓住訣竅。

我老是把「重質不重量」這句話掛在嘴邊，當我自己在帕妮絲之家用餐時，我經常都要求他們將分量減半，因為我吃不下那麼多，也不想浪費食物。我們在學校菜園計畫中的確會使用家庭號的大碗，但目的是為了教導學生為他人著想，以及如何拿捏分量。那一大碗的食物必須分給整張桌子的人，而且要讓大家都能吃飽。當學生從碗中取走自己的份時，也同時在學習節約的道理。當他們明白資源是有限的之後，才會懂得珍惜盤子裡的食物。我相信即使他們回到家中，也會遵守這個原則。

要將農業化繁為簡，那就必須縮小農耕規模，這就是許多小農能夠對自己的土地瞭如指掌的原因。越是了解土地，就越能發揮土地的潛力，提高土壤的肥沃度和生產力。你必須要貼近土地與大自然，才能與之合作無間。如果你已經在一塊土地來回走過無數次，看著這方天地輪迴了不知多少個春夏秋冬，你自然就會清楚這片土地有多大的能耐、可以孕育出多豐富的物種，人力種下的作物不過只占了其中的一部分而已。秋天，你可以在山丘的那株參天橡樹上採到蘑菇，你可以在山林之巔的岩堆，發現野生百里香的蹤跡。時至暮春，你可以在涓涓溪流中找到翠綠的水芥菜。溫德爾·貝瑞在《微觀思考》一書中，對人和土地之間的關係侃侃而談，做出了很美的詮釋。根據他的敘述，在實際踏遍自己的土地後，他覺得「自己與其他原生動物、植物一般無二，皆是由同一塊土地所孕育，而自己的身體透過日常活動與大地的能量接觸，似乎能短暫達到天人合一的境界。」如果我們用正確的方法照料土地，即使只有小小一塊，都會得到意想不到的富饒回報，賜予我們一場豐收。約翰．吉凡斯是我的良師益友之一，我愛死了他其中一本著作的名稱：《用更少的水和更小的土地，種出爆炸多的菜（以及水果、堅果、莓果、穀物和各種作物）——沒有最多只有更多》，真是超級直白的書名，一語就道盡了內容！想想看，自己種菜雖然不見得輕鬆，但卻是一種簡單又直接了當的自給自足之法。

有時候，正如自然農法創始人福岡正信在其一九七五年出版的曠世巨作《一根稻草的革命》中所述，善待土地的最佳方法就是順其自然。福岡將他的耕作方式稱為「無為農法」：不用機器、不用農藥、不施肥、不犁地，也幾乎不除草。他在書中寫著：「這應該是最簡單的稻作方式了。」儘管他的無為而治放棄了農耕中看似必要的人為干預措施，但他的收成量卻幾乎與採用傳統農法的其他日本農場持平，甚至更為豐盛。令人想不透的是，福岡大師的書自問世以來已過了將近五十個年頭，但許多人對於工業化農業的神話依舊深信不疑，認為這是拉高產量的唯一途徑。

「廚農」（CheFarmer）馬修．雷福德和他的妹妹艾西亞在喬治亞州一起經營一家小小的家庭式農場（這份家族事業已有一百三十多年的悠久歷史），而他們澈底發揮了福岡農法的簡樸精神。雷福德刻意讓自己與土地之間維持著單純的君子之交，他將人為干預降到最低限度，給予土地充分的自由空間任其自然發展，達到最恰到好處的平衡，並收穫豐饒的成果。他如是說：「人類一直以來對自然界巧取豪奪，貪心不足蛇吞象，又妄想使大自然對我們俯首稱臣。我們但憑自己的心意作主，隨意抹殺生命的生長方式和地點。但須知，我們不能將看不順眼的一切都視為雜草。就拿那朵單純小巧的蒲公英來說吧！無論是其美麗的黃色花朵還是色澤深如巧克力的根部，全都具備食用價值，而且美味可口。只要我們放下急切，徐徐圖之，大自然會讓我們看到與之和諧共處是多麼容易的一件事。」

建立糧食網絡時，應該以「一切從簡」為我們的大方向原則。考慮到地利之便的優勢，取之當地自然是更直接、更有效率的做法，而小農往往更能靈活回應當地社群的特定需求，反之亦然。這是一種完全有望自給自足的經濟體系，不但可以避免全球化帶來的剝削，也無須過度依賴那些總部設在地球另一端的大企業。在某種程度上，我們的國家正是建立在與小農經濟價值觀不謀而合的理想之上，小農網絡因地制宜的特性是最能體現共和與聯邦精神的經濟模式。

當新冠疫情於全球肆虐之時，我們親眼目睹了這些規模小、向下縮減的地方網絡一反常態地開始大綻光芒。在許多企業被新興病毒殺得措手不及時，這些小農能更快做出調整去適應大環境，逆風翻盤，甚至更加蓬勃發展。「我們迎來了一個小而美的時代」——這句話來自於蜜桃小農增本大衛於二〇二〇年五月接受《紐約時報》採訪時所說，當時美國已經實施封城措施將近兩個月。他還說：「小巧玲瓏更能隨機應變。」我們總認為要靠大公司、大企業才能餵飽自己，其實不然。事實上，如果想要避免糧食危機，那就更應該弄清楚是誰在為我們栽培和生產食物，若是願意在自家院子裡種菜，自產自用也不失為一條上策。

簡化生活可以改變整個人生；反璞歸真，以減法捨棄多餘、重返最原本的初心，反而更能過上自在的生活——自勝者強、知足者富。我想大多數人其實都渴望著單純的生活，想要擺脫忙碌不堪的疲憊人生。當四周的紛擾越少，我們就越不容易分心，也就越能避免分身乏術的沉重感。當我們變得輕盈，也就更有精力與餘力專注於自身成長，展翅高飛。減少外界雜音，心境會更加清明，我們才能不帶敷衍、全心全意地去回應這個世界與他人。瑪麗亞·蒙特梭利曾說，缺乏純粹的生活，就好比走入一家巨大的商場，我們在過多的選擇中迷失自己、舉棋不定，無法判斷何為真、何為假、何為實、何為虛，最後只能隨波逐流。純粹是值得奮力追尋的理想境界，因為那將指引我們踏上真理之路，也唯有真實才能孕育出最珍稀的品格——誠信。

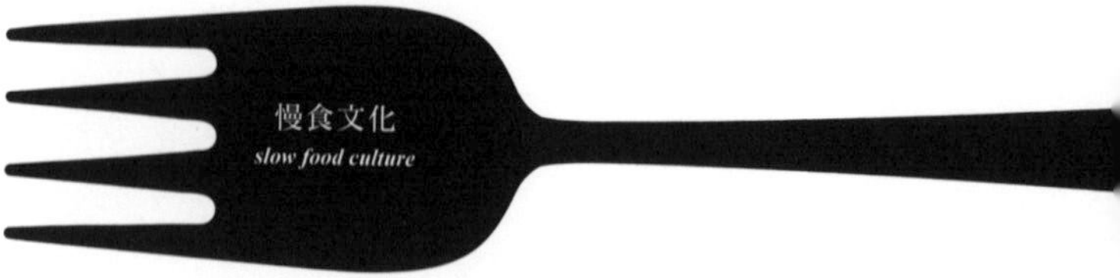

共好

我們認為每個人都是獨立的個體，我們擁有個人意志，並會依據自己的欲望和衝動行事。但是，除去生活裡獨立自主的處世經驗，所有人也是緊緊相繫的命運共同體，大家都生活在一個不斷變動的巨大網絡裡，互為嚮導、互相影響，並且支援著彼此。以食物網絡而言，不論是農人、採集工、運輸業者、商家、廚師、食客等等，全都息息相關，而我們每個人可能都具備一種以上的身分。我們必須充分意識到人與人之間、人與自然之間**皆是**同體共生、休戚與共的關係，一旦我們領略了自己也是其中的一分子，我們自然會拿出自身的力量，承擔起應有責任，為了自己、彼此和世界的共存共榮而努力。

剛開業的時候，是由我的朋友傑瑞負責為帕妮絲之家供應鮮魚。在一個陽光明媚的炎熱日子裡，傑瑞在卸貨時聞到了我們放在戶外的垃圾桶傳來陣陣異味。他打開那個大鐵桶，然後往裡面一看，只見魚骨和魚鰭刺穿了垃圾袋，將袋子戳得破破爛爛的，廚餘濺得到處都是。傑瑞嚇壞了。他大步走進餐廳，對我說：「愛麗絲，麻煩跟我出來一下。」他把我帶到垃圾桶旁邊，然後說：**「進到垃圾桶裡去！」**於是我照做了。我進到了滿是魚內臟的垃圾桶裡，那一片狼藉讓我自己也驚呆了。我永遠記得傑瑞的話：「如果今天**你**是那個要把這些垃圾搬上垃圾車的清潔工，你樂意收拾殘局嗎？**你**願意聞到這種味道嗎？你必須替善後的人著想才行。」我誠心受教，於是將垃圾桶清理乾淨。這個插曲對我來說是當頭棒喝，我開始意識到經營一家餐廳不可能自掃門前雪，我們與整個環境、世界都是一體的，牽一髮而動全身，因此我也開始留意我們製造了哪些廢棄物，並更加小心去處理要扔掉的垃圾。

後來，我們重新規定了整家餐廳的垃圾處理流程。我們開始用雙層垃圾袋將魚類廚餘打包，並用繩子將袋口束緊，然後每袋垃圾都安排兩個人一起搬運，再小心地放進外面的垃圾桶裡。真正改變的是我們的思維，連帶影響了我們的行事。自那之後，我們還研究起了堆肥，並使用可生物分解的垃圾袋。到最後，我們開始將廚餘與剩食交給餐廳的特約小農鮑伯．肯那德。他照單全收，包括那些魚廢在內，都可以再次利用，成為再生農業的堆肥。其實這些食物殘渣的前身，絕大部分都是鮑伯農場的蔬果呢！鮑伯說，再生農業製作堆肥的過程可以吸收空氣中的碳，讓其回歸土壤——從哪兒來就回哪兒去，最大的益處就是可以直接改善氣候變遷問題。

鮑伯的整家農場便是建立在共好的基礎上。當我父親第一次踏入他家農場，並嘗到那根像是埋藏在雜草之中卻風味超凡的胡蘿蔔時，鮑伯告訴他，那根胡蘿蔔的好滋味全來自於他採用的耕作方式。他種下的每一種植物之間，都存在著共存共榮的交互關係：一種雜草可以增加土壤中氮含量、一種可以抵禦害蟲、一種可以牢牢抓住表土，避免土壤流失。這是植物間的伴生現象，可以滋養土地、促進土壤健康，而有了健康肥沃的土地，就能孕育出最美味、最有營養的蔬菜。

帕妮絲之家剛開張沒多久，就有人帶著自家院子裡種的梅爾檸檬、野生黑莓和蘿蔔等蔬果給我們。這些禮物不但成為了餐廳的新食材，也激發出更多新味道，更讓我們深切感受到餐廳與社區的人們以及這些在地生長的植物都是一體的，對此我實在非常感激。後來我們開始向附近的農場進貨，這種互助合作的關係讓我真正看見農務背後的心血與辛勞，對此，我由衷地、深深地感謝所有在烈日下親手摘下每串豆子、每支玉米和每顆草莓的農友。我深知我們餐廳能夠順利運營，少不了他們這些堅強後盾；做為回報，除了我們真心實意的尊重，還有就是在力所能及的範圍內，毫不猶豫地給予他們支持。面對他們，我自愧弗如——這個想法至今未變。

越來越多灣區的餐廳開始注重自身和土地之間相互依存的聯繫，這種意識在全國各地的餐廳間也日漸高漲。席貝拉．克勞斯在一九八三年時尚在帕妮絲之家工作，她與舊金山周圍的農場熟識，因此萌生了居中牽線，邀請灣區各家餐館老闆與農友在仲夏之夜共進晚餐的想法。農友們帶上他們的成熟蔬果，交由餐廳這方加以烹調，然後大家團團圍坐在一張大桌子旁，邊吃邊交換意見與心得，順便向農場提出我們的願望清單，例如哪種蔬果很棒，或是希望農場可以多種點什麼作物之類的。席貝拉將這場晚宴取名為「夏日農產品味宴」，要我說，這應該是當時國內餐飲界數一數二的重要盛事。我們與農友、其他餐館間建立起緊密的交情，廚師也能藉機向農友請益，學習蔬菜的烹飪竅門，並進一步了解蔬菜的優點，以及農友選擇栽培某種蔬菜的動機。第一次的晚宴，我們初試水溫，大約來了十家餐館的老闆與十位農友；三年後，品味宴的舉辦地點換到了奧克蘭博物館，這次共有三百名農友共襄盛舉。這場活動盛況空前，不但凝聚了餐飲界各方的有志之士，也深化了我們與農友間的情誼，無形中加速了「農場到餐桌」理念的落實。

後來這種向有機小農致敬並具有品鑑性質的盛會成為了業內的良好慣例，並在過去十年間由莎拉・韋納接棒並成立了「好食獎」，延續這項優良傳統並發揚光大。該獎項由美國的好食基金會創立，旨在評比和展示國內優質美味的有機食品。參展的美食職人與製造商來自全國各地，他們帶來自己自豪的果醬、麵包、橄欖油、啤酒、乳酪和巧克力等食品，經過匿名盲測和審查，最後由優勝者獲此殊榮。來自各州的職人共聚一堂，現場宛若一場大型的交流論壇，對許多人而言，這是難得可以聚在一起交換心得與意見的絕佳時機，也是這些小農與職人頭一次得以在正式場合亮相並獲得公開認可與讚揚，可以說，我們將「品味」一事提升到了全新的高度。

座落於舊金山碼頭的渡輪廣場農夫市集，就是由席貝拉擔任幕後推手。發展至今，儼然已是全球知名的有機市集與相關產品的供銷地。這樣的商業模式具有承先啟後的重要意義，人們可以參考並複製渡輪廣場的成功經驗，日後我們就有機會在全球各地看到更多欣欣向榮的農夫市集。近年來在地的有機市集在世界各國蔚為風潮，對此我當然是樂觀其成。我經常設想農友們每回趕集是什麼樣的感受。他們必須一大清早就開始忙著裝貨，然後開著載滿農產品的卡車，花上兩、三小時的車程進城，到達定點後還要辛苦卸貨，叫賣時也心懷忐忑，不知道當日是否能順利賣光所有商品。每當我腦中浮現類似情景，就讓我產生即使冒著大雨也要去市集捧場的衝動。

我與農友、餐廳與農場是相互依存的共生關係。農夫市集是農友與消費者之間最直接的橋梁，自產自銷，可以省去被中盤商先剝一層皮，確保所有收入都能落入自己的口袋。而對於要吃下這些食物的消費者來說，也等於是擁有了一個可以充分了解農產品的最佳管道，至少我們不用親自跑一趟農場就可以獲得第一手的資訊。這是一種潛移默化的過程，當你慢慢養成去農夫市集購物的習慣，自然就會越來越了解每個時節有哪些當季蔬果，又或者哪些才是真正的本土食物。就算只是去市集逛逛，也是踏出了支持共好體系的第一步。

「社區協力農業」是一種極為成功的合作模式，能緊緊凝聚農民與當地社區，創造雙贏。什麼是社區協力農業呢？通常是社區民眾預先付款給農民，做為購買農產品的費用，這在某種程度上能夠保障農民獲得一定的收入。接下來，民眾會每週或每隔幾週收到農民現採的當季成熟蔬果。如果是夏天，有可能會收到聖女小蕃茄、九層塔和李子。到了冬天，或許就是南瓜、根莖類蔬菜和菊苣。我們可以透過社區協力農業創造相互承諾、彼此信賴的地方經濟。農地餵養了社區，而民眾則是直接支持農民當作回報——這就是一種良好互利的共生關係。

全國各地的學校也能夠以同樣的共生模式帶動社區經濟，他們除了做為教育人的燈塔，更是可以成為當地再生農業和牧場的重要經濟支柱，提供穩定的支持。我把這種模式稱為「學校協力農業」。實際做法就跟社區協力農業一樣，學校預先付款給農民，購買所有他們生產的農產品。這樣一來，學校就成為了穩定光顧的「常客」，雙方建立信任與合作，不討價還價、杜絕中盤商，保障當地的有機小農與牧場獲得應有的報酬。

帕妮絲之家大約在五十年前就開始全力支持社區農業的發展。最大的連鎖餐飲體系其實就是學校食堂，每天要負責餵飽三千萬張嗷嗷待哺的嘴。如果全體學校（包括大專院校）能夠有志一同地選擇當地小農和牧場做為他們**唯一**的供應商，就可以開創全新的局面。這將是再生小農的勝利、當地社區的勝利，當然還有學校的勝利，可以達成三方共好的循環。而我們的莘莘學子在走進學校餐廳的那刻起，就已沉浸在慢食文化的價值觀之中。

我認為最能體現人情往來的交流形式，就是大家共同圍坐在桌子旁，一邊吃飯、一邊交換想法。「美國學院」（American Academy）是位於羅馬的一所藝術研究機構，許多的美國作家、藝術家和學者齊聚於此，是一個能讓思鄉遊子得到慰藉的港灣。自一八九三年的芝加哥萬國博覽會後，一個想法悄悄萌芽，美國學院就此於一年後在羅馬誕生，成為眾文人學者進行跨領域交流和研究的空間。想當然，學院並不會太花心思在食物上，這點倒是跟美國本土的學校食堂半斤八兩——看來義大利這頭也好不到哪裡去。既然學院的餐點差強人意，那些不在意跑遠點或多花點錢的人，便紛紛在用餐時間四散到城鎮周圍覓食。這其實是很可惜的一件事，還有哪裡比學院的餐桌更適合在午餐或晚餐時坐下來與大家聊聊天、交流交流呢？有鑑於此，大約在十五年前，學院聘請我和我的同事孟娜·塔伯特重新改造食堂菜單，要求我們設計出可口、真材實料的有機餐點——那種讓人見了就食指大動，繼而自動自發地留在餐廳裡和同桌之人不知不覺聊起天來的誘人美食。

學院希望藉由美食的號召力，讓大家天天都願意踏足餐廳，培養互相交流與學習的氛圍。事情進展得異常順利，我們很幸運地得到了院長阿黛爾·柴菲德泰勒（阿黛爾女士同時身兼學院的執行長）的大力支持，因此我們毫無後顧之憂地大刀闊斧，從開業第一天起就完全轉為供應純有機餐點。我們將這個改造計畫稱為「羅馬永續食物專案」，從餐點改頭換面的那一天起，整體機構文化也跟著氣象一新。學院裡的學者在邀請之下走入了廚房和菜園，這種全新的共事模式可以讓他們一邊參與，一邊注意到嘴中食物的來源。我們還替學院組建了由當地有機小農構成的供貨管道，並由喬凡尼・伯納貝（他算是羅馬版的鮑伯・肯那德）居中協調與聯絡，他也是再生農法的擁護者，在距離城外開車不到一小時處經營著一間農場。經由此次大改造，學院全體上下開始漸漸融入當地，跟周圍社群的關係也變得更加緊密。

我們也興致勃勃地研究起了羅馬及其周邊地區的傳統廚藝，這些古老的飲食根源和歷史深植於義大利的傳承之中，從母親到女兒，代代相傳。傳統，有別於當前盛行的速食文化，是我們共同的文化傳承，串連起我們的歷史與祖先，與我們本身的存在有著千絲萬縷的關係。我們的飲食傳統自古便經由口耳相傳，世世代代流傳至今，即使是如今的帕妮絲之家，也從未正式記錄下紙本食譜，一直都是依靠口頭溝通催生出一道道佳餚。

我了解尊重傳統和因循守舊只有一線之隔。我歷經了離經叛道、大張改革旗幟的一九六〇年代，在當時，許多人對傳統文化不屑一顧。我理解那種想要拋開老一輩過時價值觀的衝動，即便如此，出於我們對法式風情的推崇，帕妮絲之家從一開始就沒想過完全屏棄傳統做法。倒不如說，傳統料理為我們帶來了源源不絕的靈感。飲食與烹飪在法國與義大利的文化歷史中，占有舉足輕重的地位，而我們所有人或多或少都在義法兩國接受過文化習俗的洗禮，為我們打開了視野。我想我們之所以可以毫無顧忌地大方擁抱這些傳統，極大一部分原因在於其異國性質，這讓我們少了許多束縛，可以更加自由自在地加以詮釋。當我的法國友人瑪婷第一次來到帕妮絲之家時，她就對我們以柏克萊精神重新演繹的法式料理讚譽有加——受到她的肯定著實讓我欣慰不已。

飲食傳統實在有太多值得鑽研與學習之處，我們經常探究這個問題：哪些食物搭配起來最對味？又最經得起時間的考驗？歷史與經驗留給我們的，應該是啟發，而不是負擔。沒有過去沉澱的古老智慧，我們一無所知，幾乎不可能單憑天賦就能無師自通成為一名出色的廚師。先輩大師們流傳下來的古老食譜，是助我們一臂之力的跳板，讓我們在廚藝一途上走得更遠、飛得更高。我們從不認為傳統會是阻礙我們的絆腳石。如果我們有幸能夠青出於藍而勝於藍，在經典之作的基礎上增添新意，豈不妙哉？其中要領就在於我們要將歷史與傳統融會貫通並觸類旁通，而不是故步自封，裹足不前。

前人種樹，後人乘涼，農業自有其傳承軌跡——至少我們應該懂得拾起前人智慧。我們必須了解土地的來龍去脈，仔細調查土地的耕作史，以及曾經栽種過哪些農作物。這些背景資訊相當龐雜，但卻是不可或缺的參考資料。

我們數千年來都過著自給自足的生活，這是我們奉行已久的傳統，就如同你今天只是想在院子裡闢一塊菜園，種菜給自己吃一樣。自己吃的菜自己種，這在世界各國也是司空見慣的行為。種菜的人都會希望作物能良好生長，因此自然也想保持土壤的健康。作物的一生包含了很多環節，從播種開始，你就必須精心挑選適合的種子、確認土壤的土質，然後以正確的方式照料發芽後的幼苗、成長後的作物，最後還需掌握適切的採收時機——而烹飪只在結尾中占了小小的一部分。細分起來，烹飪中有百分之八十五都與作物的種植與採收過程有關，也就是與食材的來源息息相關。當你真正了解農耕的生命循環，就會發現我們與土地、烹飪與農業之間，是多麼巧妙的環環相扣。

在我眼中，一個沒有飲食自覺的人，就不該以環保人士自居。反之，一個有自覺、認真對待飲食的人，又如何能夠對環境生態漠然以對呢？溫德爾．貝瑞曾說：「飲食是一種農業行為。」而農業與環境息息相關，意味著飲食當然也是一種足以影響環境的行為。而環境關乎眾人之事，由此來說，飲食更是成為了一種**政治**行為，因為我們平日做出的每一個決定，都有影響整個世界的能力。每一頓飯都代表著我們與地球上生命的重要聯繫，食物是大自然的恩賜，讓我們見識到無數的可能性與大自然令人讚嘆的力量。即使一粒米、一顆麥都有著不容忽視的力量——食物就是我們可以做出澈底改變的根源。

結語

想怎麼活就得怎麼吃

當我完成本書時，新冠疫情正在全球肆虐。社會制度和經濟體系搖搖欲墜，生活天翻地覆，更有許多人為疾病所苦或不幸離世。此時此刻鼓勵大家一起圍桌而坐總有些話不逢時的尷尬，畢竟在隔離政策之下，這無疑是遭到禁止的行為。對於這場疫情，我實在忍不住要從食物的角度提出個人淺見。

病毒的源頭是一處生鮮食品市場，但真正的前因後果，是我們對動物生態和棲地長期以來的漠視，更有甚者，是我們對彼此之間做為生命共同體的不以為然，最終導致全球疫情完全失控——或許從中國、伊朗或義大利開始，接著火速傳播至南韓、紐西蘭，而位於加州的柏克萊自然不可能倖免於難。這時全球的工業供應鏈更是成了疫情擴散的催化劑，因為我們不願喊停。速食文化的價值觀是如此的牢不可破，導致我們緊抓著快速和方便不放，也繼續認為物資的供應理當源源不絕。再者，疫情之所以演變為一場長期抗戰，極大程度應該歸咎於我們對廣告資訊的盲從與誤信——假消息滿天飛，關於疾病與應變對策的訊息真真假假，而我們卻難以做出正確判斷。然而，即使在如此艱難的時期，速食文化仍見縫插針地試圖牟利，那些受益於這場劫難的制度、結構與供應鏈，就是讓事態惡化的罪魁禍首，正巧也是將我們推向極端氣候的同一群體。

不過，動盪之後總是能迎來曙光，我們還是擁有做出真正改變的一線生機。體制與架構的崩壞正好給了我們直面缺陷的機會，讓我們脫胎換骨後得以重生。我們要如何才能將慢食價值觀融入日常生活呢？要如何才能在最短時間內普及全球呢？（畢竟光陰不等人啊！）答案很簡單：改變我們的飲食方式——這絕對是最直接、最自然，也最愉快的辦法了。每次我們坐下來與親朋好友用餐、前往賣場購物、打開午餐便當、開啟烤箱做菜、播種或購買街邊小吃時，我們都必須問自己一個最基本的問題：「這是一種慢食行為？還是一種速食行為？」民以食為天，飲食看似簡單，卻蘊藏無限潛力。我們每個人都有能力做出對自己有益的選擇（如果運氣好，至少一天三餐跑不掉），若是夠多人願意從改變日常飲食做起，則假以時日，眾志成城，將產生極為可觀的效應。其實不只慢食運動，聚沙成塔的道理套用在任何行動號召皆然。

帕妮絲之家最引以為傲的重大成就之一，就是創立了屬於我們的另類經濟體系。我們在當地建立了自己的再生農業網絡，比一般盛行的大規模工業化農耕更人性化、更有活力、更靈活、更有保障，也更有適應力。我希望這種架構的重建不只是個案，而是必須在各地開花才能發生實質改變。這是我們當前最迫在眉睫的任務。若想拋磚引玉，還有比公立教育體系更好的起點嗎？學校不但擁有強大的購買力，還肩負著作育英才的責任。學校協力農業的核心宗旨，就是發展再生農業並為每個孩子提供免費的營養午餐。這種另類經濟模式不但容易為當地所採納，且一旦穩定發展，即可成長為自給自足的農業網絡，與校方相互支持，滋養所有的學生。

葛羅莉亞．史坦能曾寫道，公立學校是最後能夠真正落實平等精神的地方。關於這點，我心有戚戚焉。公立學校給了每個孩子上學的機會，或者應該說，每個孩子都有上學的義務。學校也是最能直接接觸下一代的理想場所。求學時期的孩子往往最有求知欲與學習精神，只要學校一視同仁、公平施教，就可以讓慢食價值觀透過每天上課，一點一滴地自然融入，結合為生動有趣的課堂內容。

學校菜園計畫是能夠與速食文化相抗衡的飲食教育，目前已經在全球各級學校與教育機構中扎根。我們有專屬的線上交流平台，目前全世界總計有超過七千項立意相同的計畫共同參與。計畫中所有的烹飪教室和菜園都落實了慢食價值觀的精神：悉心守護、尊重多樣性、遵循時令與重視美感。我們從學生身上，看到了這些價值觀帶來的改變。這就是學校菜園計畫整整二十五年以來，持續耕耘所收穫的美好成果。但這些價值觀並非單一古板的教條，也不是盲目跟風的產物，而是人類共通的理想與普世價值，因此各所學校都能根據實際需求做出調整，保有彈性詮釋的空間。每個計畫都結合了當地社區的特色，成為獨樹一格的存在。

事實上，因地制宜正是他們的成功關鍵。他們結合了當地特殊的地理環境、氣候、文化與傳統，交出了一張張亮眼的成績單。這些多元因子讓每所學校或計畫變得與眾不同，非但沒有成為阻礙，反而大大加分。這樣的交流網絡集結了眾家的智慧結晶，不同國家與多元文化帶來的實戰經驗都是最好的教材。如果截長補短，我們才能共同進步，現在就是我們向彼此取經的最佳時刻，我們必須動起來。

我必須申明一點：我並非在懷念往昔或鼓吹某種「憶當年」的復興運動，即使是在工業化前的時代，農業社會的烏托邦理想也不過是夢中的桃花源，從未存在。我更多是想邀請大家關注並支持一直以來默默耕耘、照料呵護這塊寶貴大地的人們，透過深入了解我們的一飲一食，將人類共同守護的價值觀發揚光大，在這個充滿變數的世代，許自己一個更加光明的未來。「農場到餐桌」並非新興的飲食理念，顧名思義，我們餐桌上的食物一直都是從哪兒來？總不可能憑空冒出來。其實起點和終點始終如一，唯一會隨著時間推移而改變的，是性質：農場還是農場，餐桌還是餐桌，但從哪個農場來？最後送去何處的餐桌？我們每次吃飯都是一場天人交戰，全賴自己做出有意識的抉擇：選什麼農場？什麼餐桌？我們想創造什麼樣的未來？什麼樣的社會？什麼樣的地球？

正所謂關關難過關關過，事事難成事事成，慢食價值觀是人類共同的傳承，天生就流淌在我們的血液裡。那股力量只是暫時沉睡了，正等待著覺醒的時刻到來。請你，挺身而出，從每一口的食物做起。

謝辭

這本書從無到有費時甚久，在我振筆疾書的過程中，無數人為我帶來了啟發與幫助。這本書可以說是我終生志業的總結，我想感謝的人實在不計其數。

首先，我最想感謝的人，是幫助我完成本書以及共同執筆的鮑伯・卡勞與克莉絲汀娜・穆勒。這本書從十幾年前就開始構思，契機始於當時鮑伯為我撰寫的一篇演講稿，他的下筆有理有據，讓慢食價值觀和飲食教育的論點顯得鏗鏘有力。到了二〇一八年，我們三人開始每週定期開會，絞盡腦汁地將相關論點一一編寫成冊。為了讓我們的文字更有條理、更具說服力，我們不得不努力回想自己的過往經驗，每週見面都為此挖空了心思。多虧了鮑伯和克莉絲汀娜的鼎力相助，這本書才得以呱呱墜地。

當我們正忙著組織語言時，我的出版經紀人大衛・麥考密克也一直從旁協助，並不斷為我們加油打氣，另外傑森・貝德、蘇・墨菲、黛薇亞・尼爾森，以及史蒂夫・沃瑟曼也熱心提供了許多實用建議。等到我們終於完成初稿後，我請好友麥可・波倫、艾瑞克・西洛瑟和克雷格・麥克納馬拉為我們審稿，在他們點頭確認沒問題後，我又把稿子交給了從一開始就對我們信心滿滿的王牌編輯安・戈多夫和她的副編輯凱西・丹尼斯進行嚴謹的校對。過程中我衷心感謝每一個人的幫忙。

我也深深地感謝所有以思想帶來啟發，且一直活躍於最前線的有志之士，包括卡羅・佩屈尼、韋斯・傑克森、拉傑・帕特爾、溫德爾・貝瑞、麥可・波倫、海倫娜・諾伯格霍奇、強納森・薩法蘭・弗耳、馬克・夏皮諾，以及再一次感謝艾瑞克・西洛瑟。

我還要向鮑伯・肯那德、知野一家和羅恩・芬利致上最深切的謝意，是他們讓我了解到生物多樣性和再生農業的真正意義。同時，我要向強納森・柯佐致意，感謝他在《野蠻的不平等》一書中揭露了公立教育體系的亂象。感謝艾絲特・庫克，在她堅持不懈地爭取下，我們的飲食教育才得以在公立學校體制中綻放，惠及所有學子，展現出平等的人道主義精神，學校菜園計畫的成功，必須歸功於她和該計畫董事會的全力支持。我也要謝謝尼爾・史密斯，幸得這位中學校長在一開始就為我們大開方便之門，讓這顆二十五年前撒下的火種，燃起熊熊的希望。自此，從日本東京愛和小學的學校菜園計畫，到法國由凱蜜・拉布侯發起的學校菜園運動，飲食教育的理念以星火之勢燎向全球。

我還必須感謝帕妮絲這個大家庭，沒有這數百名員工在背後無時無刻地付出，就無法創造出極致的美食體驗，更謝謝他們每一個人的合作無間，讓這裡成為人人可以快樂工作的理想環境。

我想利用這個機會額外向兩位老朋友致謝，這四十年以來，我的每一本書都有派翠西亞・克譚與弗里茲・斯特雷夫的參與，如果少了派翠西亞的創造力和專家出身的審美眼光，不管是我的書或帕妮絲之家，恐怕都會陷入難產的窘境。而弗里茲總是以他宛如神來之筆的畫龍點睛，為一切畫下完美的句點。

最後，我永遠感謝我的女兒芬妮，她就是「關心則美」最棒的見證，她的成長與蛻變，讓我知道飲食教育不會白費。

中英詞彙對照表

卡羅・佩屈尼 Carlo Petrini
慢食運動
Slow Food movement

作者序

帕妮絲之家 Chez Panisse
返土歸田 back-to-the-land
瑞秋・卡森 Rachel Carson
《寂靜的春天》 Silent Spring
法蘭西斯・拉佩
Frances Moore Lapp
《一座小行星的飲食》
Diet for a Small Planet
加州大學柏克萊分校
UC Berkeley
言論自由運動
Free Speech Movement
凱薩・查維斯 César Chávez
「憤怒的葡萄」罷工活動
grape strike
吉姆・邱吉爾 Jim Churchill
紀州橘 Kishu mandarin
大衛・增本 Mas Masumoto
奧海 Ojai
農場到餐桌 farm-to-table
國際慢食協會
Slow Food International
美味方舟 Ark of Taste
馬丁・路德・金中學
Martin Luther King Jr.
Middle School
學校菜園計畫
Edible Schoolyard Project
勝利花園 victory garden

速食文化

薩瓦蘭
Jean-Anthelme Brillat-Savarin
艾瑞克・西洛瑟
Eric Schlosser

便利性

西爾斯百貨 Sears
伊麗莎白・大衛
Elizabeth David

理查・歐尼 Richard Olney
奧古斯都・愛斯克菲爾
Auguste Escoffier
茱莉亞・柴爾德 Julia Child
吳修銘 Tim Wu
〈便利之下的獨裁暴政〉
The Tyranny of Convenience
尼可拉斯・葛霍特
Nikolaus Geyrhalter

一致性

庇里牛斯山脈 Pyrenees
尼可拉斯・葛霍特
Nikolaus Geyrhalter
《沉默的食物》
Our Daily Bread
吉姆・海濤 Jim Hightower

唾手可得

知野家 Chinos
紫珍珠番茄 Cherokee Purple
綠斑馬番茄 Green Zebra
金、紅色番茄
Gold Stripe & Rambling Red Stripe
巴黎大堂 Les Halles
亞洲協會美中關係中心
Asia Society's Center on U.S.-China Relations
夏偉 Orville Schell
瑪杜・賈弗里 Madhur Jaffrey
雨貝・梭裴 Hubert Sauper
《達爾文的噩夢》
Darwin's Nightmare

廣告話術

《米老鼠俱樂部》
The Mickey Mouse Club
《勝利之歌》
Yankee Doodle Dandy
《探求自我的世紀》
The Century of the Self
亞當・柯蒂斯 Adam Curtis
桑德斯上校（肯德基爺爺）
Colonel Sanders
《速食的恐怖真相》
Chew on This
艾瑞克・西洛瑟
Eric Schlosser
查理斯・威爾森
Charles Wilson
海倫娜・諾伯格霍奇
Helena Norberg-Hodge
《遙遠的未來：拉達克的前車

之鑑》

Ancient Futures：Learning from Ladakh

《波特蘭迪亞》 Portlandia

國際生命科學會

International Life Sciences Institute

百勝集團 Yum!

傑米・奧利佛 Jamie Oliver

《智能社會：進退兩難》

The Social Dilemma

便宜

傑夫・貝佐斯 Jeff Bezos

梅莉・史翠普 Meryl Streep

麥可・波倫 Michael Pollan

薩魯・賈拉曼

Saru Jayaraman

珍・芳達 Jane Fonda

莉莉・湯姆琳 Lily Tomlin

卡洛斯・蒙特羅

Carlos Monteiro

伊凡・巴夫洛夫

Ivan Petrovich Pavlov

荷西・安德烈斯 Jose Andres

羅恩・芬利 Ron Finley

多多益善

賑濟美國 Feeding America

馬西默・博圖拉

Massimo Bottura

心靈廚糧 Food for Soul

亞歷克斯・阿塔拉 Alex Atala

溫德爾・貝瑞 Wendell Berry

蘿倫・格林菲爾

Lauren Greenfield

《凡爾賽女王》

Queen of Versailles

快速

土地研究所 Land Institute

羅傑斯先生 Mister Rogers

美感

美即是真，真即是美

Beauty is truth, truth beauty

情人眼裡出西施

Beauty is in the eye of the beholder

美是永恆的喜悅

A thing of beauty is a joy forever

魏崙 Verlaine

大衛・歐伊斯特拉夫

David Oistrakh
瑪婷・拉布羅 Martine Labro
艾絲特・庫克 Esther Cook
麥可・波倫 Michael Pollan
《改變你的心智》
How to Change Your Mind

生物多樣性

《地球脈動》 Planet Earth
《肉食者》 Eating Animals
傳統好食 Heritage Foods
法蘭克・瑞斯 Frank Reese
派崔克・馬丁斯
Patrick Martins
紅配綠葡萄莊園
Green and Red Vineyard
早熟女孩 Early Girl
髒髒女孩農園
Dirty Girl Produce
聖馬札諾番茄 San Marzano
丹・巴伯 Dan Barber
綜合嫩葉沙拉 Mesclun
馬克・夏皮諾 Mark Schapiro
《不屈的種子》
Seeds of Resistance
孟山都 Monsanto
大地之母 Terra Madre

范達娜・席娃 Vandana Shiva

當季尚青

鮑伯・肯那德 Bob Cannard
艾略特・科爾曼
Eliot Coleman
密爾瓦基 Milwaukee
威爾・艾倫 Will Allen
巴利梅洛烹飪學校
Ballymaloe Cookery School
大衛・林賽 David Lindsay
鐘型蘋果 Glockenapfel
布倫亨杏桃 Blenheim apricot
克萊兒・塔克 Claire Ptak
美飲佳餚 Sips & Suppers
瓊・納森 Joan Nathan
杜邦圓環農夫市集
Dupont Circle Farmers
Market

用心守護

韋斯・傑克森 Wes Jackson
卡馬格三角洲 Camargue
亞爾 Arles
盧馬基金會 Luma Foundation
瑪雅・霍夫曼
Maja Hoffmann

盧馬實驗室 Atelier Luma
簡・波拉寧 Janne Poranen
尤哈・薩梅拉 Juha Salmela
農企家 Agripreneurs
城市佬農場
City Slicker Farms
人民雜貨鋪 People's Grocery
《拉魯斯美食百科全書》
Larousse Gastronomique
《聆聽山之聲》
Let the Mountains Talk
大衛・布拉爾 David Brower

樂在工作

蒙特梭利 Montessori
瑪麗亞・蒙特梭利
Maria Montessori
《發現兒童》
The Discovery of the Child
耶魯糧食永續計畫
Yale Sustainable Food Program
黛薇亞・尼爾森 Davia Nelson
妮琪・休瓦 Nikki Silva
凡爾納 Jules Verne
凱絲琳・史尼迪
Cathrine Sneed
渡輪廣場農夫市集
Ferry Plaza Farmers Market
詹姆士・雷夫・朱爾
James Ralph Jewell

一切從簡

行動餐車 Meals on Wheels
洛克斐勒中心
Rockefeller Center
《速食共和國》
Fast Food Nation
《微觀思考》 Think Little
約翰・吉凡斯 John Jeavons
《用更少的水和更小的土地，種出爆炸多的菜（以及水果、堅果、莓果、穀物和各種作物）——沒有最多只有更多》
How to Grow More Vegetables (and Fruits, Nuts, Berries, Grains, and Other Crops) Than You Ever Thought Possible on Less Land with Less Water Than You Can Imagine
福岡正信 Masanobu Fukuoka
《一根稻草的革命》

The One-Straw Revolution
馬修・雷福德
Matthew Raiford

共好

愛麗絲 Alice
夏日農產品味宴
A Tasting of Summer Produce
莎拉・ 韋納 Sarah Weiner
好食獎 Good Food Awards
好食基金會
Good Food Foundation
社區協力農業
Community-supported agriculture
社區協力農業 CSA
學校協力農業
school- supported agriculture
美國學院 American Academy
孟娜・塔伯特 Mona Talbott
阿黛爾・柴菲德泰勒
Adele Chatfield-Taylor
羅馬永續食物專案
Rome Sustainable Food Project
喬凡尼・伯納貝
Giovanni Bernabei

結語

葛羅莉亞・史坦能
Gloria Steinem
一飲一食 Sips & Suppers

謝辭

鮑伯・卡勞 Bob Carrau
克莉絲汀娜・穆勒
Cristina Mueller
大衛・麥考密克
David McCormick
傑森・貝德 Jason Bade
蘇・墨菲 Sue Murphy
黛薇亞・尼爾森 Davia Nelson
史蒂夫・沃瑟曼
Steve Wasserman
克雷格・麥克納馬拉
Craig McNamara
安・戈多夫 Ann Godoff
凱西・丹尼斯 Casey Denis
拉傑・帕特爾 Raj Patel
強納森・薩法蘭・弗耳
Jonathan Safran Foer
馬克・夏皮諾 Mark Schapiro
強納森・柯佐 Jonathan Kozol

《野蠻的不平等》

Savage Inequalities

尼爾・史密斯 Neil Smith

凱蜜・拉布侯 Camille Labro

派翠西亞・克譚

Patricia Curtan

弗里茲・斯特雷夫

Fritz Streiff

i生活 34

告訴我你吃什麼，我就知道你是誰

吃速食長大的一代不知道的食物真相

作　　者　愛莉絲．華特斯
譯　　者　曲巧琳
封面設計　示草設計　**內文排版**　游淑萍
副總編輯　林獻瑞　　**責任編輯**　陳岱華　**行銷**　陳雅婷

社　　長　郭重興　**發行人**　曾大福
業務平台　總經理／李雪麗　副總經理／李復民
出 版 者　好人出版／遠足文化事業股份有限公司
新北市新店區民權路108之2號9樓
電話02-2218-1417#1282　傳眞02-8667-1065
發　　行　遠足文化事業股份有限公司　新北市新店區民權路108之2號9樓
電話02-2218-1417　傳眞02-8667-1065
電子信箱service@bookrep.com.tw　網址http://www.bookrep.com.tw
郵撥帳號 19504465 遠足文化事業股份有限公司
讀書共和國客服信箱：service@bookrep.com.tw
讀書共和國網路書店：www.bookrep.com.tw
團體訂購請洽業務部(02) 2218-1417 分機1124
法律顧問　華洋法律事務所　蘇文生律師
印　　製　成陽印刷股份有限公司　電話02-2265-1491

出版日期　2023年6月20日初版一刷
定　　價　450元
ISBN　978-626-7279-18-2

國家圖書館出版品預行編目(CIP)資料

告訴我你吃什麼，我就知道你是誰：吃速食長大的一代不知道的食物眞相／愛莉絲.華特斯（Alice Waters）作. -- 初版. -- 新北市：遠足文化事業股份有限公司好人出版：遠足文化事業股份有限公司發行, 2023.06
面；　公分. --（i生活；34）
譯自： We are what we eat

ISBN　978-626-7279-18-2（平裝）

1.CST: 健康飲食 2.CST: 食物

411.3　　112008461

讀者回函QR Code
期待知道您的想法